临床医疗护理常规（2019 年版）

肾脏内科诊疗常规

谌贻璞　主　编

北京医师协会　组织编写

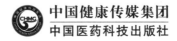

中国健康传媒集团

中国医药科技出版社

内容提要

本书是肾脏内科临床工作规范指南，根据原卫生部《医师定期考核管理办法》的要求，由北京医师协会组织全市肾脏内科专家、学科带头人及中青年业务骨干共同编写而成，介绍了肾脏内科医师日常工作的基本知识和技能。体例清晰、明确，内容具有基础性、专业性、指导性及可操作等特点，既是肾脏内科医师应知应会的基本知识和技能的指导用书，也是北京市肾脏内科领域执业医师"定期考核"业务水平的唯一指定用书。本书适合广大执业医师、在校师生参考学习。

图书在版编目（CIP）数据

肾脏内科诊疗常规／谌贻璞主编 . —北京：中国医药科技出版社，2020. 12
（临床医疗护理常规：2019 年版）
ISBN 978 - 7 - 5214 - 2113 - 2

Ⅰ . ①肾… Ⅱ . ①谌… Ⅲ . ①肾疾病 - 诊疗 Ⅳ . ①R692

中国版本图书馆 CIP 数据核字（2020）第 210208 号

美术编辑　陈君杞
版式设计　易维鑫

出版　**中国健康传媒集团** | 中国医药科技出版社
地址　北京市海淀区文慧园北路甲 22 号
邮编　100082
电话　发行：010 - 62227427　邮购：010 - 62236938
网址　www. cmstp. com
规格　787 × 1092 mm ¹⁄₁₆
印张　11
字数　258 千字
版次　2020 年 12 月第 1 版
印次　2020 年 12 月第 1 次印刷
印刷　三河市万龙印装有限公司
经销　全国各地新华书店
书号　ISBN 978 - 7 - 5214 - 2113 - 2
定价　**49. 00 元**

获取新书信息、投稿、为图书纠错，请扫码联系我们。

《临床医疗护理常规（2019年版）》
编委会

《肾脏内科诊疗常规（2019年版）》
编委会

主　　编　谌贻璞（首都医科大学附属北京安贞医院）

副主编　程　虹（首都医科大学附属北京安贞医院）

　　　　　周福德（北京大学第一医院）

　　　　　李　航（北京协和医院）

　　　　　吴　镝（中国人民解放军总医院）

Foreword 序 言

　　为适应现代医疗卫生事业的发展需要，及时更新医学知识，北京医师协会 2018 年 10 月决定对北京市《临床医疗护理常规（2012 年版）》的内容进行补充修订。北京医师协会与北京地区 52 个专科医师分会组织医学专家和业务骨干，以现代医学理论为指导，致力于促进北京地区医疗质量与患者安全的持续改进和提高。经过有关专科医师分会和专家的共同努力，修编后的《临床医疗护理常规（2019 年版）》内容更加丰富，相关知识、技能更加先进，更能满足北京地区临床一线医师的需求。作为北京市各级各类医疗机构医务人员日常医疗护理工作规范，各类专科医师应知应会的基本知识与技能，北京市执业医师定期考核唯一指定用书，《临床医疗护理常规（2019 年版）》必将有效地帮助医疗机构提高工作质量，规范医疗行为，维护医务人员合法权益，推动北京地区临床医疗护理工作的持续改进和提高，为实现健康中国的宏伟目标做出积极的贡献。

　　在此，也向积极参与《临床医疗护理常规（2019 年版）》修编工作的各位专家和业务骨干表示衷心地感谢。

郭积勇

2019 年 12 月

《临床医疗护理常规（2019 年版）》
修 编 说 明

　　2012 年 3 月北京医师协会受北京市原卫生局委托，组织北京地区 35 个专科医师分会的医学专家和业务骨干，以现代医学理论为指导，结合北京地区临床实践经验，对《临床医疗护理常规（2002 年版）》进行了认真修编，推出了《临床医疗护理常规（2012 年版）》。

　　《临床医疗护理常规（2012 年版）》是按照北京医师协会已经成立的各专科医师分会所涉及的医疗专业类别进行编写的。推出 7 年来，对提高各级各类医疗机构医疗质量，规范医护人员医疗行为，保障医务人员及患者安全方面发挥了重要作用。

　　随着我国医疗卫生事业的快速发展，涌现出许多新的医疗技术手段，北京医师协会的专科医师分会也由 2012 年的 35 个发展到目前的 59 个。为了更好地规范医疗服务行为，适应现代医疗卫生工作的需要，借鉴、吸收国内外先进经验，紧跟医学发展步伐，自 2018 年 10 月开始，北京医师协会组织专科医师分会对《临床医疗护理常规（2012 年版）》有关内容进行补充修编，现共计推出 33 个专科的《临床医疗护理常规（2019 年版）》。《临床医疗护理常规（2019 年版）》凝聚着有关专家和业务骨干的心血，是北京地区临床医疗护理工作的一份宝贵财富。

　　尚需说明：

　　1. 关于《临床医疗护理常规（2019 年版）》的修编，内科医师分会、康复医学科医师分会、泌尿外科医师分会、烧伤科医师分会、耳鼻咽喉科医师分会认为本专科技术变化不大，未进行修编。原《儿科诊疗常规》分为《儿内科诊疗常规》和《儿外科诊疗常规》两册。由于北京医师协会近期成立了重症专科医师分会和疼痛专科医师分会，故本次修订增加了《重症医学科诊疗常规》和《疼痛科诊疗常规》。全科医学医师分会提前对《全科医学科诊疗常规》进行了修订，已于 2018 年 7 月出版。老年专科医师分会于 2017 年成立后即出版了本专科的《老年医学诊疗常规》。

　　2. 为进一步完善北京市医师定期考核工作，保证医师定期考核工作取得实效，修编后的《临床医疗护理常规（2019 年版）》旨在积极配合专科医师制度的建设，各专科分册独立程度高、专业性强，为各专科医师提供了应知应会的基本知识和技能。《临床医疗护理常规（2019 年版）》将成为各专科执业临床医师定期考核业务水平测试的重要内容。

　　3.《临床医疗护理常规（2019 年版）》的修编仍然是一项基础性工作，目的在于为各级医护人员在临床医疗护理工作中提供应参照的基本程序和方法，以利于临床路径工作的开展，促进医学进展的学术探讨和技术改进。

　　4. 本次修编仍不含中医专业。

北京医师协会

2019 年 10 月

Preface 前 言

由北京医师协会组织编写的《肾脏内科诊疗常规》（2012 年版）已经出版 7 年了，这期间肾脏内科进展很大，一些新涌现的疾病已渐被认识，一些新的诊断技术、新的治疗药物及方法已渐被应用，所以现在已是到了该对 2012 年版内容进行更新的时候了。

经过一年多的努力，《肾脏内科诊疗常规》（2019 年版）已经修订完毕。新版除增添了 4 章内容介绍 2012 年版未纳入的疾病外，更对全书各章内容作了全面更新。在具体修订时，对一些诊疗技术变更较大、进展较多的疾病，其章节内容已基本重写。全书也已由 2012 年版的近 20 万字扩充到了 25 余万字。

《肾脏内科诊疗常规》是为帮助肾内科医师规范临床实践，提高诊治水平而编写。为此，我们一直力争做到内容"准确，新，实用，简明"。但是，当代的肾内科疾病许多都是跨学科疾病，我们的知识有时难以所及，故所写内容仍难免有不足甚至谬误之处，希望大家给予批评指正。

本次修订工作是由主编及副主编完成，修订是在《肾脏内科诊疗常规》（2012 年版）基础上进行的，所以这个新版仍然有着 2012 年版所有编写者的贡献，我们特在此向他（她）们致以最诚挚的谢意。

2020 年 4 月

Contents
目　录

第一章　急性肾小球肾炎

急性肾小球肾炎，简称急性肾炎，又称为急性感染后肾小球肾炎。急性肾炎主要见于儿童，成人患者已越来越少。溶血性链球菌感染为最常见病因，多于感染后 1 ~ 4 周出现症状，临床以血尿、蛋白尿、高血压、水肿及肾功能一过性减退为主要表现，病初血清补体 C3 下降。病理表现为毛细血管内增生性肾小球肾炎。该病多能自发痊愈，但重症可出现心力衰竭、脑病、急性肾衰竭等并发症。

【诊断要点】

1. 常在溶血性链球菌上呼吸道感染（如咽炎或扁桃体炎）或皮肤感染（如脓疱疮）后 1 ~ 4 周发病（上感后潜伏期较短，平均 10 ~ 14 天，而皮肤感染后潜伏期较长），起病急。

2. 临床呈急性肾炎综合征表现，即出现血尿（为变形红细胞血尿，并可出现肉眼血尿），蛋白尿（较少出现大量蛋白尿），白细胞尿（为无菌性白细胞尿）及管型尿（常见颗粒管型及红细胞管型，也可出现白细胞管型），并出现水肿（眼睑及下肢水肿）及高血压（常为轻、中度增高）。患者肾功能正常，或出现一过性肾功能不全（血清肌酐及尿素氮轻度升高，利尿后迅速恢复正常），极少数患者还可呈现急进性肾炎综合征表现，发生急性肾衰竭，此时需做肾穿刺病理检查与急进性肾炎鉴别（病理诊断属于毛细血管内增生性肾炎者为急性肾炎，属于新月体肾炎者为急进性肾炎，详见第二章"急进性肾小球肾炎"叙述）。

3. 病初血清补体 C3 下降，并于 8 周内恢复正常。

4. B 超检查示双肾大小正常，少数发生急性肾衰竭的病例可见双肾增大。

5. 诊断困难时可进行肾穿刺活检，本病的病理类型为毛细血管内增生性肾小球肾炎。光镜检查可见肾小球系膜细胞及内皮细胞弥漫性增生及中性粒细胞浸润；免疫荧光检查可见 IgG 及 C3 呈粗颗粒状沿肾小球毛细血管壁及系膜区沉积；电镜检查可见肾小球基底膜上皮侧的驼峰样电子致密物，及内皮下和系膜区的电子致密物。

【治疗原则】

本病以对症治疗及防治并发症为主。

1. 一般治疗

（1）卧床休息　急性期应卧床休息，直至肉眼血尿消失、水肿消失及血压正常后再起床活动，常需 1 ~ 2 周。

（2）饮食　低盐（每日食盐 <3g），出现肾功能不全时应限制蛋白质入量。

2. 感染灶治疗

可选用对链球菌敏感的抗生素（如青霉素或大环内酯类抗生素）或病灶细菌培养阳性细菌的敏感抗生素控制感染，以消除致病抗原。抗菌治疗一般持续 2 周左右。

3. 对症治疗

（1）利尿　轻者用噻嗪类利尿剂，重者用袢利尿剂。尿少时禁用保钾利尿剂，以防高钾血症（可参阅附录三"肾脏病常用治疗药物"）。

（2）降血压　常选用二氢吡啶钙通道阻滞剂、α受体阻断剂、β受体阻断剂。尿少时禁用血管紧张素转换酶抑制剂（ACEI）及血管紧张素 AT_1 受体阻断剂（ARB），以防高钾血症产生（可参阅附录三"肾脏病常用治疗药物"）。

4. 透析治疗

重症患者出现少尿、急性肾衰竭、高钾血症时需及时给予透析治疗，透析指征可参阅第五十五章"急性肾损伤"，一般多采用血液透析，伴严重心力衰竭时可采用连续性肾脏替代治疗（可参阅附录一"血液透析治疗"）。

第二章 急进性肾小球肾炎

急进性肾小球肾炎简称急进性肾炎，是肾脏内科急重疾病，其主要临床表现为急性肾炎综合征、肾功能急剧坏转，及早期出现少尿或无尿，病理表现为新月体性肾小球肾炎。疾病进展快速，若无有效治疗，患者将于几周至几月（一般不超过半年）进入终末期肾衰竭。

【诊断要点】

1. 分型

急进性肾炎依据免疫病理检查结果可以分成如下 3 型。

Ⅰ型为抗肾小球基底膜型，IgG 及 C3 沿肾小球毛细血管壁呈线样沉积。此型好发于青、中年，患者血清抗肾小球基底膜（GBM）抗体阳性，临床呈现典型急进性肾炎综合征，而极少出现肾病综合征。若合并肾病范围蛋白尿或肾病综合征时，需要考虑合并膜性肾病的可能性。

Ⅱ型为免疫复合物型，可见 IgG 或 IgA 为主的免疫球蛋白伴 C3 于肾小球系膜区及毛细血管壁呈颗粒样沉积，以 IgG 为主者主要见于重症感染后肾炎，以 IgA 为主者主要见于 IgA 肾病。此型好发于青、中年，除表现为急进性肾炎综合征外，还常呈现肾病综合征。部分以 IgG 沉积为主者尚可见血清免疫复合物增多，血清补体 C3 下降。

Ⅲ型为寡免疫沉积物型，肾小球内无或仅有微量免疫沉积物。此型好发于中、老年，除呈现急进性肾炎综合征外，也常见肾病综合征。值得注意的是，约 80% 的寡免疫沉积物性新月体肾炎实为 ANCA 相关性小血管炎肾炎，患者血清抗中性粒细胞胞浆抗体（ANCA）阳性（详见第十四章"ANCA 相关性小血管炎肾损害"）。

2. 疾病表现与诊断标准

（1）有前驱感染者常急骤起病，病情迅速进展；但也有患者疾病初期肾功能相对稳定，数周后才急剧进展。

（2）临床呈现急进性肾炎综合征表现，即出现急性肾炎综合征（详见第一章"急性肾小球肾炎"），肾功能急剧坏转，及早期（数周内）出现少尿（每日尿量少于400ml）或无尿（每日尿量少于100ml）。并常伴随出现中度贫血。

（3）部分患者（主要为Ⅱ型及Ⅲ型患者）尚能伴随出现肾病综合征。

（4）B 超检查示双肾体积常增大。

（5）此病确诊必须依靠肾穿刺病理检查，病理类型为新月体性肾小球肾炎（50%以上肾小球的肾小囊内出现大新月体）。

【治疗原则】

本病为肾脏内科急重症疾病，应分秒必争，尽早开始正规治疗。

1. 强化治疗

（1）甲泼尼龙冲击治疗 每次 0.5～1g 静脉滴注，每次滴注时间需超过 1h，每日或隔日一次，3 次为一疗程，间歇 3～7 天后可行下一疗程，共 1～3 疗程。此治疗适用于Ⅱ、Ⅲ型急进性肾炎，对抗 GBM 抗体致病的 I 型急进性肾炎疗效差而少用。

（2）强化血浆置换治疗　用离心或膜分离技术分离并弃去患者血浆，用正常人血浆或血浆制品（如白蛋白）置换患者血浆，每次 2～4L，每日或隔日一次，直至患者血清致病抗体（抗 GBM 抗体或 ANCA）消失，患者病情好转，一般需置换 10 次以上。适用于各型急进性肾炎，但是主要用于 I 型患者及伴有咯血的Ⅲ型患者。

（3）双重血浆置换治疗　分离出的患者血浆不弃去，再用血浆成分分离器作进一步分离，将最终分离出的分子量较大的蛋白（包括抗体及免疫复合物）弃去，而将富含白蛋白的血浆与自体血细胞混合回输。

（4）免疫吸附治疗　分离出的患者血浆不弃去，而用免疫层析吸附柱（如蛋白 A 吸附柱）将其中致病抗体及免疫复合物清除，再将血浆与自体血细胞混合回输。

双重血浆置换与免疫吸附治疗均能达到血浆置换的相同目的（清除致病抗体及免疫复合物），却避免了利用他人大量血浆的弊端。这两个疗法的适应证与强化血浆置换基本相同。但是，由于双重血浆置换能移除大分子凝血因子，多次应用后可能造成凝血障碍，因此合并咯血或肾穿刺术后 1 周内的患者应用需慎重。

在进行上述强化免疫抑制治疗时，尤应注意感染的防治（可参阅第五章"原发性肾病综合征"的相关叙述），做好病房消毒及患者的口腔清洁卫生（如用复方氯己定漱口液及 5% 碳酸氢钠漱口液交替漱口，预防细菌及真菌感染）。

2. 基础免疫抑制治疗

用常规剂量糖皮质激素（常用泼尼松或泼尼松龙）配伍细胞毒药物（常用环磷酰胺）作为急进性肾炎的基础免疫抑制治疗，任何强化治疗都应在此基础上进行（药物用法请参阅第五章"原发性肾病综合征"）。

3. 对症治疗

降血压、利尿治疗可参阅第一章"急性肾小球肾炎"，但是，利尿剂对重症病例疗效甚差，此时可用透析超滤来清除体内水分（参阅附录一"血液透析治疗"）。

4. 透析治疗

利用透析治疗清除体内蓄积的尿毒症毒素，纠正机体水、电解质及酸碱平衡紊乱，以维持生命，赢得治疗时间。急进性肾炎的透析指征与方法请参阅第五十五章"急性肾损伤"。

第三章 慢性肾小球肾炎

慢性肾小球肾炎，简称慢性肾炎，是一组由多种病因引起、呈现多种病理类型的慢性进行性肾小球疾病。患者常呈现不同程度的水肿、高血压、蛋白尿及血尿，肾功能常逐渐坏转，直至进入终末期肾衰竭。

【诊断要点】

1. 多数患者起病缓慢，少数感染后发病者起病急（甚至可呈急性肾炎综合征），病情迁延，逐渐进展。

2. 呈现不同程度的水肿、高血压、蛋白尿（尿蛋白定量常 >1g/d，但 <3.5g/d）、血尿（为肾小球源性血尿）及管型尿。

3. 逐渐出现肾功能减退（最初肾小球滤过率下降，而后血清肌酐升高），直至进入终末期肾衰竭。随肾功能坏转，常伴随出现肾性贫血。

4. B 超检查示双肾大小正常或缩小。

5. 有条件时可作肾穿刺活检以明确病理类型。慢性肾炎可呈现多种病理类型，如系膜增生性肾小球肾炎、系膜毛细血管性肾小球肾炎、局灶性节段性肾小球硬化及包括上述各个病理类型的 IgA 肾病等，另外，也包括少数膜性肾病。不同病理类型疾病的进展速度不同，但是后期均可进展为硬化性肾小球肾炎。

【治疗原则】

本病的治疗重点应放在保护残存肾功能，延缓肾损害进展上。

1. 一般治疗

（1）饮食　低盐（每日食盐 <3g）；出现肾功能不全时应限制蛋白质入量（参见第五十七章"慢性肾衰竭"叙述）。

（2）休息　肾功能正常的轻症患者可适当参加轻工作，重症及肾功能不全患者应休息。

2. 对症治疗

（1）利尿　轻者并用噻嗪类利尿剂及保钾利尿剂，重者用袢利尿剂。

（2）降血压　应将血压严格控制至 130/80mmHg，能耐受者还能更低，这对尿蛋白 >1g/d 者尤为重要。但是，对于老年患者或合并慢性脑卒中的患者，应该个体化地制定降压目标，常只宜降至 140/90mmHg。

对于慢性肾炎高血压，于治疗之初就常用降压药物联合治疗，往往选用血管紧张素转换酶抑制剂（ACEI）或血管紧张素 AT_1 受体阻断剂（ARB），与二氢吡啶钙通道阻滞剂或（和）利尿药联合治疗，无效时再联合其他降压药物（详见第二十八章"良性高血压肾硬化症"）。

血清肌酐 >264μmol/L（3mg/dl）不是禁用 ACEI 或 ARB 的指征，但是必须注意警惕高钾血症的发生（详见附录三"肾脏病常用治疗药物"）。

3. 延缓肾损伤进展措施

严格控制高血压就是延缓肾损伤进展的重要措施，除此而外，还可采用如下药物治疗。

（1）ACEI 或 ARB　无高血压时亦可服用，能减少尿蛋白及延缓肾损伤进展，宜长期服药。注意事项见附录三"肾脏病常用治疗药物"。

（2）调血脂药物　以血浆胆固醇增高为主者，应服用羟甲基戊二酰辅酶 A 还原酶抑制剂（他汀类药）；以血清甘油三酯增高为主者，应服用纤维酸类衍生物（贝特类药）治疗（详见附录三"肾脏病常用治疗药物"）。

（3）抗血小板药物　肾功能正常且无用药禁忌时，可以考虑服用小剂量阿司匹林（100mg/d）。但肾功能不全时血小板功能常受损，应避免应用，以免诱发出血。

（4）降低血尿酸药物　肾功能不全致肾小球滤过率 <30ml/min 时，增加尿酸排泄的药物（如苯溴马隆）已不宜使用，只能应用抑制尿酸合成药物（如别嘌呤醇及非布司他），并需根据肾功能情况酌情调节用药剂量。请参阅第二十三章"高尿酸血症肾病"。

除上述药物治疗外，避免一切可能加重肾损害的因素也极为重要，例如不用肾毒性药物（包括西药及中药），预防感染（一旦发生，应及时选用无肾毒性的抗感染药物治疗），避免劳累等。妊娠可能加重肾脏病变，女性患者若欲妊娠应请肾脏内科医师评估。

4. 糖皮质激素及细胞毒药物

一般不用。至于尿蛋白较多、肾脏病理检查存在活动性病变的患者，可以酌情考虑应用，需要个体化的慎重决定。

慢性肾炎如已进展至慢性肾功能不全，则应按慢性肾功能不全非透析疗法处理；如已进入终末期肾衰竭，则应进行肾脏替代治疗（透析或肾移植），请参阅第五十七章"慢性肾衰竭"。

第四章　无症状性血尿和（或）蛋白尿

无症状性血尿和（或）蛋白尿，曾称为隐匿性肾炎，此病以轻度蛋白尿和（或）血尿为主要表现，无水肿、高血压及肾功能损害，绝大多数患者预后良好，能长期保持肾功能正常。

【诊断要点】

1. 临床上无水肿、高血压及肾功能损害（肾小球滤过率亦正常）。

2. 呈现蛋白尿者，尿蛋白定量应＜1g/d。

3. 呈现血尿者以镜下血尿为主，偶见肉眼血尿，均为变形红细胞血尿。

4. 能除外其他肾脏疾病。

5. 肾穿刺病理类型多为轻微病变性肾小球肾炎；轻度系膜增生性肾小球肾炎；局灶性肾小球肾炎，以及包括上述病理类型的 IgA 肾病。

【治疗原则】

本病无需特殊治疗，并可从事非重体力劳动的日常工作。但患者应定期到医院随诊，监测尿常规及肾功能。如有反复发作的慢性扁桃体炎，可考虑行扁桃体摘除术。应避免感染（包括感冒）、劳累及使用肾毒性药物（包括西药及中药）。

第五章 原发性肾病综合征

肾病综合征是肾小球疾病引起的一个临床综合征，根据病因分为原发性和继发性，其诊断标准为：①大量蛋白尿；②低蛋白血症；③水肿；④高脂血症。将系统性疾病及遗传性疾病导致的肾病综合征除外后，原发性肾病综合征才能成立。肾病综合征的主要并发症有感染、血栓及急性肾损伤等。

【诊断要点】

1. 大量蛋白尿（尿蛋白定量 >3.5g/d）。

2. 低蛋白血症（血浆白蛋白 <30g/L）。

3. 水肿（常为明显水肿，并可伴腹水、胸水）。

4. 高脂血症（高胆固醇血症及高甘油三酯血症等）。

上述四条中，前两条为必备条件。因此，具备前两条，再加后两条中的一条即可诊断肾病综合征。只有将能呈现肾病综合征的系统性肾病（如狼疮性肾炎、乙肝病毒相关性肾炎、糖尿病肾病及肾淀粉样变性等）及遗传性肾病（如少数 Alport 综合征患者）除外后，原发性肾病综合征才能诊断。

原发性肾病综合征的主要病理类型包括：微小病变型肾病、膜性肾病、系膜增生性肾小球肾炎、系膜毛细血管性肾小球肾炎及局灶节段性肾小球硬化。不同病理类型的肾病综合征疗效差异甚大，故常需做肾活检病理检查，以帮助临床医师进行有区别的个体化治疗。

原发性肾病综合征的主要并发症有感染、血栓及急性肾损伤（包括肾前性氮质血症及特发性急性肾衰竭）。

【治疗原则】

应参考病理类型等因素来个体化的制定治疗目标。某些病理类型的肾病综合征治疗后应力争尿蛋白转阴，肾病综合征完全缓解；但另一些病理类型的肾病综合征很难获得上述疗效，则应以减轻症状，减少尿蛋白排泄，延缓肾损害进展及防治并发症为治疗重点（参阅第 6～10 章相关病理类型肾病的治疗）。

1. 一般治疗

（1）休息 重症肾病综合征患者应卧床，但应注意在床上活动肢体，以防血栓形成。

（2）饮食 低盐（食盐每日 <3g），蛋白质入量以每日 0.8～1.0g/kg 为妥，不宜采用高蛋白饮食，需要保证热量（每日 126～147kJ/kg，即每日 30～35kcal/kg），并注意维生素及微量元素补充。

2. 对症治疗

（1）利尿消肿 有效血容量不足时，可先静脉输注胶体液（如人血白蛋白，或含葡萄糖、不含氯化钠的低分子右旋糖酐）扩张血容量，然后再予袢利尿剂；未发生有效血容量不足时，可以直接应用袢利尿剂。袢利尿剂宜静脉给药，首剂给予负荷量，然后持续泵注（如呋塞米首剂 40mg 从输液小壶给入，然后以每小时 5～10mg 速度持续泵注，全日量不超过 200mg）。袢利尿剂若与作用于远端肾小管或集合管的口服利尿药（如氢氯噻嗪、螺内酯及阿米洛利）联用，利尿效果可能更好（详见附录三"肾脏病常用治疗药物"）。利尿消肿以每天减少体重 0.5～1.0kg 为当。

胶体液，尤其是人血白蛋白要合理使用，过频的输注人血白蛋白可能损伤肾小球足细胞，诱发"蛋白超负荷肾病"，过频的输注白蛋白或低分子右旋糖酐还可能损伤肾小管（使近端肾小管严重空泡变性），致临床上出现肾功能损害。

腹腔积液严重的患者，可因腹腔积液（有时还伴肠胀气）造成腹内压升高，肾脏有效血容量减少，而减弱利尿效果。此时，可偶尔放腹腔积液（若无不适一次可放腹腔积液 3000ml），于放腹腔积液后再从静脉给予袢利尿剂。

对于严重浮肿（甚至皮肤渗液）或（和）大量胸、腹腔积液利尿无效的患者，可以考虑用血液净化技术超滤脱水消肿（详见附录一"血液透析治疗"）。

（2）减少尿蛋白排泄　可服用血管紧张素转换酶抑制剂（ACEI）或血管紧张素 AT_1 受体阻断剂（ARB）。服药期间应密切监测血清肌酐变化，如果血清肌酐上升超过基线的 30%，则提示肾缺血（肾病综合征所致有效血容量不足，或过度利尿导致脱水），应暂时停药。为此，在肾病综合征的利尿期最好不服用这类药物，以免上述情况发生。

（3）调血脂治疗　对具有明显高脂血症的难治性肾病综合征病例应服用调脂药治疗。以血浆胆固醇增高为主者，应服用羟甲基戊二酰辅酶 A 还原酶抑制剂（他汀类药）；以血清甘油三酯增高为主者，应服用纤维酸类衍生物（贝特类药）治疗（详见附录三"肾脏病常用治疗药物"）。但是，治疗无法使肾病综合征缓解时，调脂治疗的疗效常有限。

3. 糖皮质激素及免疫抑制剂治疗

（1）糖皮质激素　是治疗肾病综合征的主要药物，治疗原则：①"足量"：起始量要足，常用泼尼松或泼尼松龙每日 1mg/kg 口服，但是最大量一般不超过每日 60mg，服用 1～2 个月（完全缓解病例）至 3～4 个月（未缓解病例）后减量；②"慢减"：有效病例减撤激素要慢，一般每 2～3 周减去前用量的 1/10；③"长期维持"：以隔日服 20mg 作维持量，服半年或更长时间。

在激素足量治疗 12 周内病情完全缓解，称为激素敏感；激素足量治疗 12 周无效（原发性局灶节段硬化症为治疗 16 周无效），称为激素抵抗；激素减药期间或停止治疗后 14 天内连续两次复发，称为激素依赖。

（2）细胞毒药物　常与激素配伍应用。现多用环磷酰胺，每日 0.1g 口服，或隔日 0.2g 静脉注射，累积量达 6～12g 或 150～200mg/kg 停药。其他细胞毒药物还有苯丁酸氮芥等。

（3）钙调神经磷酸酶抑制剂　包括环孢素及他克莫司。

①环孢素：常与糖皮质激素（泼尼松或泼尼松龙起始剂量可减少为每日 0.15～0.5mg/kg）配伍应用。用法：每日 3～4mg/kg，最多不超过每日 5mg/kg（可从小剂量开始，然后逐渐增加至上述剂量，也可以直接用上述剂量），分早晚两次空腹口服，维持血药浓度谷值于 125～175ng/ml，服用 3～6 个月后逐渐减量，共服药 6～12 个月。

对于肾病综合征部分缓解病例，也可在减量至每日 1 ~ 1.5mg/kg 后，维持服药达 1 ~ 2 年或更长。

②他克莫司：每日 0.05 ~ 0.1mg/kg，分早晚两次空腹口服，持续 6 个月，维持血药浓度谷值于 5 ~ 10ng/ml，然后逐渐减量，将血药浓度谷值维持于 3 ~ 6ng/ml，再服 6 ~ 12 个月。他克莫司若与糖皮质激素合用，激素用量宜小（0.15mg/kg），以免导致血糖升高。

（4）吗替麦考酚酯 主要用于难治性肾病综合征治疗。也常与激素配伍应用，用量 1.5 ~ 2g/d，分两次空腹服用，半年后渐减量至 0.5 ~ 1.0g/d，然后维持服药 0.5 ~ 1 年。

（5）雷公藤多苷 与激素配合应用。每次 10 ~ 20mg，每日 3 次口服。

（6）利妥昔单抗 目前已有不少个例或小样本报道，用其治疗某些病理类型的原发性肾病综合征，可能在一定程度上提高疗效。

何时可单用糖皮质激素治疗，以及何时需要糖皮质激素与免疫抑制剂联合治疗，详见 6 ~ 10 章相关病理类型肾病的治疗。

上述各种药物均有不同程度的副作用，临床医师应熟知，并密切监测以防发生（详见附录三"肾脏病常用治疗药物"）。

4. 并发症防治

（1）感染 常诱发细菌（包括结核菌）、真菌（包括卡氏肺孢子菌）及病毒感染，严重感染尤易发生在足量激素及免疫抑制剂初始治疗的头 3 月内。感染并发症一定要认真防治。在进行上述免疫抑制治疗前及治疗中应定期检验外周血淋巴细胞总数及 CD4 细胞数，前者低于 $0.6 \times 10^9/L$，或（和）后者低于 $0.2 \times 10^9/L$ 时发生感染的几率显著增加，同时还应定期检验血清 IgG。感染一旦发生，即应选用敏感、强效、无肾毒性的抗病原体药物及时治疗。反复感染者可试用免疫增强剂（如胸腺素、丙种球蛋白等）预防感染。

（2）血栓 防治血栓栓塞并发症的药物如下：①抗血小板药物：肾病综合征未缓解前可考虑应用，药物选择可参阅第 3 章"慢性肾小球肾炎"。②抗凝药物：当血清白蛋白 <20g/L 时（特发性膜性肾病可于 <25g/L 时）即开始应用抗凝药物。现在临床常用低分子肝素如伊诺肝素钠、那屈肝素钙及达肝素钠等，每日 150 ~ 200 IUAXa/kg（IUAXa 为抗活化因子X国际单位），分成 1 ~ 2 次皮下注射，必要时监测 Xa 因子活性变化；也可用肝素钙 5000U，每 12 小时皮下注射一次，维持活化部分凝血活酶时间（APTT）达正常值高限的 1.5 ~ 2.0 倍；或者口服华法林，将凝血酶原时间国际标准化比值（PT － INR）控制达 2 ~ 3。肾功能不全时抗凝药物中低分子肝素需要调整剂量。③溶栓药物：一旦血栓形成即应尽早应用溶栓药物如尿激酶治疗。

（3）特发性急性肾衰竭 此并发症常见于老年、微小病变肾病的肾病综合征复发患者。发病机制不清，部分患者恐与大量血浆蛋白滤过形成管型堵塞肾小管，及肾间质高度水肿压迫肾小管，导致"肾内梗阻"相关。因此主要治疗如下：①血液透析：除维持生命赢得治疗时间外，可在补充血浆制品后脱水（应脱水至干体重），以减轻肾间质水肿。②甲泼尼龙冲击治疗：促进肾病综合征缓解，用法参见附录三"肾脏病常用治疗药物"叙述。③袢利尿剂：促使尿量增加，冲刷掉阻塞肾小管的管型。用法参见附录三"肾脏病常用治疗药物"，但若应用无效者即不再使用。

第六章　微小病变型肾病

微小病变型肾病，又称为微小病变病，是原发性肾小球疾病的一个病理类型。其病理特点为光学显微镜检查示肾小球基本正常，肾小管上皮细胞颗粒空泡变性及脂肪变性。免疫荧光检查阴性。电子显微镜检查示肾小球足突广泛融合消失。微小病变肾病多次复发后可以转型为局灶节段性肾小球硬化症。

【诊断要点】

1. 本病好发于少年儿童，以 2~6 岁幼儿发病率最高，但老年亦有一发病高峰。

2. 发病前多有上呼吸道感染或过敏，起病急。

3. 几乎 100% 病例呈现肾病综合征。

4. 镜下血尿少见（仅 15%~20% 病例可见，为变形红细胞血尿），不出现肉眼血尿。

5. 一般不出现持续性高血压及肾功能损害（严重水钠潴留时可有一过性高血压及氮质血症，利尿后消失）。

6. 绝大多数患者对糖皮质激素治疗敏感，治疗后肾病综合征可完全缓解；部分病例肾病综合征还可能自发缓解。

7. 疾病易于复发。减撤激素过快、感染及劳累为常见复发诱因。

【治疗原则】

应力争将肾病综合征治疗缓解。第五章"原发性肾病综合征"已对治疗措施作了概述，下文仅就本病特点作些强调。

1. 糖皮质激素与免疫抑制剂治疗

（1）初治病例推荐单用糖皮质激素（常用泼尼松或泼尼松龙）治疗。

（2）对多次复发或激素依赖的病例，可选用激素与环磷酰胺联合治疗。担心服用环磷酰胺影响生育者，或用激素与环磷酰胺联合治疗后仍然复发者，可选用较小剂量激素（如泼尼松或泼尼松龙每日 0.15~0.5mg/kg）与环孢素联合治疗，或小剂量激素（如泼尼松或泼尼松龙每日 0.15mg/kg）与他克莫司联合治疗。对环磷酰胺、环孢素和他克莫司不耐受的病例，可改用吗替麦考酚酯治疗，或考虑使用利妥昔单抗治疗。

（3）对激素抵抗病例，首先应仔细寻找有无影响疗效的原因，如激素应用不规范、并发感染（脓头痤疮也能影响激素疗效）及肾静脉血栓等；并仔细复核肾穿刺活检病理结果，检查有无诊断错误（如将局灶节段性肾小球硬化症或早期淀粉样变肾病漏诊）；必要时还需重复做肾穿刺病理检查，观察疾病有无转型为局灶节段性肾小球硬化症。如果没有上述各影响因素，则可更换治疗方案。如未用过钙调神经磷酸酶抑制剂或吗替麦考酚酯者可以试用，也可试用甲泼尼龙冲击治疗，更可以试用利妥昔单抗治疗。

（4）激素相对禁忌或不能耐受者，可以单用环孢素或他克莫司治疗。

上述各种药物的用法及注意事项详见附录三"肾脏病常用治疗药物"。

2. 对症治疗

（1）利尿消肿　水肿（及体腔积液）严重者应给予利尿消肿治疗，具体措施见第五章"原发性肾病综合征"）。

（2）减少尿蛋白排泄　由于本病多数患者对激素治疗敏感，用激素（或配合免疫抑制剂）治疗后肾病综合征能较快缓解，因此，治疗初并无必要合用血管紧张素转换酶抑制剂（ACEI）或血管紧张素 AT_1 受体阻断剂（ARB）去"对症性"减少尿蛋白排泄。

（3）调血脂：经用激素（或配合免疫抑制剂）治疗后，尿蛋白已显著减少或消失而高脂血症尚未恢复时，可给予调脂药物治疗（详见附录三"肾脏病常用治疗药物"）。

第七章　原发性局灶性节段性肾小球硬化症

原发性局灶性节段性肾小球硬化症是原发性肾小球疾病的一个病理类型，其病理特点为光学显微镜检查示肾小球呈现局灶（<50％的肾小球受累）、节段（<50％的肾小球毛细血管袢受累）分布的硬化病变，伴或不伴玻璃样变。免疫荧光显微镜检查可见 IgM 及 C3 呈团块状于病变肾小球的受累节段上沉积。电子显微镜检查可见肾小球足突广泛融合。在确诊本病前需要除外继发性局灶性节段性肾小球硬化。本病病理可以分为如下 5 个亚型：非特殊型，门周型，顶端型，细胞型和塌陷型。

【诊断要点】

1. 可发生于任何年龄（近 20 余年来成人发病率明显增加）。
2. 隐匿起病。
3. 50％～60％成人病例呈现肾病综合征。
4. 镜下血尿较常见（约 1/2 病例，为变形红细胞血尿），并偶见肉眼血尿。
5. 常见肾功能不全、高血压及肾性贫血。
6. 本病肾病综合征病例用糖皮质激素或（和）免疫抑制剂治疗疗效常较差，仅部分患者能获得缓解或部分缓解，其疗效与病理分型亚型密切相关，顶端型最好，塌陷型最差。

【治疗原则】

下述治疗措施仅适用于本病呈现肾病综合征者。

应首先争取缓解或部分缓解肾病综合征，但无法获得上述疗效时，则应改变目标，将减轻症状、减少尿蛋白排泄、延缓肾损伤进展及防治并发症作为治疗重点。

治疗措施可参阅第五章"原发性肾病综合征"。下文仅就本病特点作些强调。

1. 免疫抑制治疗

（1）初始治疗推荐用足量糖皮质激素（泼尼松或泼尼松龙每日 1mg/kg 口服，最大剂量每日 60mg）治疗，如果肾病综合征未缓解，且无不良反应时，激素可持续足量服用 4 个月，在获得完全或部分缓解后才逐渐减量至维持量，再服用 0.5～1 年或更长时间。

已有单用激素或激素加环磷酰胺治疗儿童局灶性节段性肾小球硬化症的临床对照研究，结果显示加用环磷酰胺并未增加疾病缓解率。

（2）激素抵抗及激素依赖病例，可以用环孢素（或他克莫司）与小剂量糖皮质激素进行联合治疗。环孢素（或他克莫司）足量治疗半年后，有效病例可以逐渐减量至维持量，继续治疗 1～2 年或更长，无效病例则终止治疗。

（3）缓解后复发病例，可以参考上述激素抵抗及激素依赖病例所用方案进行治疗。一般而言，环孢素减药速度慢、用药时间长，有利于减少复发。

（4）激素相对禁忌或不能耐受者，可以单独应用环孢素（或他克莫司）治疗。

（5）应用吗替麦考酚酯或利妥昔单抗治疗本病尚缺足够循证医学证据，但是对于难治性病例仍可试用。

（6）用血浆置换治疗肾移植后发生的移植肾局灶性节段性肾小球硬化，已有成功案例。但是用血浆置换治疗原发性局灶性节段性肾小球硬化症的难治性肾病综合征，似乎无益。

上述各种药物的用法及注意事项详见附录三"肾脏病常用治疗药物"。

由于用上述糖皮质激素及免疫抑制剂治疗本病时，剂量常较大，时间常较长，故需格外注意避免出现严重药物不良反应。

2. 对症治疗

对于已出现高血压的患者，应该积极降压达 130/80mmHg 以下。治疗之初就常需用降压药物联合治疗，往往选用血管紧张素转换酶抑制剂（ACEI）或血管紧张素 AT_1 受体阻断剂（ARB），与二氢吡啶钙通道阻滞剂或（和）利尿药联合治疗，无效时再联合其他降压药物。

对于肾病综合征持续不缓解的患者，应给予 ACEI 或 ARB 以减少尿蛋白排泄，并给予调血脂药物改善高脂血症，以延缓肾损伤进展。

药物用法及注意事项详见附录三"肾脏病常用治疗药物"。

第八章　系膜增生性肾小球肾炎

系膜增生性肾小球肾炎是原发性肾小球疾病的一个病理类型，其病理特点为光学显微镜检查示肾小球呈弥漫性病变，表现为不同程度的系膜细胞增生及系膜基质增加，系膜区或系膜区及内皮下可见嗜复红蛋白沉积。免疫荧光显微镜检查可见 IgM 或（和）IgG 及补体 C3 于系膜区或系膜区及毛细血管壁呈颗粒样沉积。电子显微镜检查可见电子致密物于系膜区或系膜区及内皮下沉积，足突常呈节段性融合。

在我国，从前此型肾炎在原发性肾小球疾病中所占比例很高，现在已显著下降，这既可能是疾病谱变化的结果，也可能与更严格地掌握了肾脏病理诊断标准相关。

下文将简介系膜增生性肾炎的临床表现及其所致肾病综合征的治疗原则。

【诊断要点】

1. 本病好发于青少年。

2. 有前驱上呼吸道感染者起病急；否则常隐匿起病。

3. 临床表现多样，包括蛋白尿（轻重程度不一）、血尿（常为镜下血尿，为变形红细胞血尿）、慢性肾炎综合征及肾病综合征。

4. 肾功能不全及高血压的发生率随肾脏病理改变由轻至重而逐渐增加。肾功能不全患者常伴随出现肾性贫血。

【治疗原则】

对本病所致肾病综合征的治疗，至今缺少大样本的随机对照临床研究，故难作循证医学基础上的推荐，仅为经验性治疗建议。用糖皮质激素及免疫抑制剂治疗的疗效与病理改变轻重密切相关，轻者治疗效果好，重者治疗反应差。

轻度系膜增生性肾炎导致的肾病综合征可参照微小病变肾病进行治疗（参见第六章"微小病变肾病"）。初始治疗可单用糖皮质激素，治疗后肾病综合征常能完全缓解，但缓解后也易复发。多次复发病例可用激素加免疫抑制剂联合治疗。

中、重度系膜增生性肾炎导致的肾病综合征，初始就宜用激素加免疫抑制剂联合治疗。

第九章　特发性膜性肾病

特发性膜性肾病（IMN）是原发性肾小球疾病的一个病理类型，其病理特点为光学显微镜检查示肾小球呈弥漫性病变，毛细血管壁增厚，上皮侧可见嗜复红蛋白沉积，并常出现"钉突"或"链环"样病变。免疫荧光显微镜检查可见 IgG 及补体 C3 沿肾小球毛细血管壁呈细颗粒样沉积。电子显微镜检查于上皮下可见排列较整齐、大小较均一的电子致密物，常伴肾小球足突广泛融合。

近十余年，发现了两个参与本病致病的重要足细胞抗原，即 M 型磷脂酶 A2 受体（PLA2R，约 70%～80% 的病例由其致病）及 1 型血小板反应蛋白 7A 域（THSD7A，约 5%～10% 的病例由其致病），而它们的自身抗体免疫球蛋白分子都以 IgG4 为主。所以，在做病理检查时，还应做肾切片的 PLA2R、THSD7A 及 IgG 亚类（IgG1 至 IgG4）的免疫荧光或免疫组化检查，绝大多数的 IMN 病例都能见到 PLA2R 或 THSD7A 伴随占优势的 IgG4（可伴或不伴较弱的其他 IgG 亚类）呈细颗粒样在肾小球毛细血管壁沉积。

本病还能进行如下病理分期：Ⅰ期仅见上皮侧电子致密物沉积；Ⅱ期出现"钉突"；Ⅲ期呈现"链环"，"链环"包绕的电子致密物渐被吸收；Ⅳ期基底膜明显增厚，呈虫蚀状，伴系膜基质增加；Ⅴ期病变自发缓解。

【诊断要点】

近十余年，我国 IMN 的发病率在显著增加，已成为仅次于 IgA 肾病的第二位原发性肾小球疾病。

1. 本病好发于中老年，但是近十余年来我国年轻人发病率也在增加。

2. 起病隐匿。

3. 约 80% 病例出现肾病综合征。

4. 约 40% 病例出现镜下血尿（为变形红细胞血尿），不出现肉眼血尿。

5. 疾病早期较少出现高血压。

6. 约 1/3 病例肾功能可逐渐坏转，但是进展速度较慢。

7. 绝大部分病例血清抗 PLA2R 抗体阳性，5%～10% 的病例血清抗 THSD7 抗体阳性。

8. 患者容易发生血栓及栓塞并发症。

9. 少数病例的肾病综合征可能自发缓解。

【治疗原则】

下述治疗措施仅适用于本病呈现肾病综合征者。

应首先争取缓解或部分缓解肾病综合征；但无法达到时，则应以减轻症状、减少尿蛋白排泄及延缓肾损伤进展作为治疗重点。此病需注意防治血栓及栓塞并发症。

治疗措施请参阅第五章"原发性肾病综合征"。下文仅就本病特点作些强调。

1. 糖皮质激素及免疫抑制剂治疗

（1）本病不单独用糖皮质激素治疗。

（2）可选用足量糖皮质激素（如泼尼松或泼尼松龙每日1mg/kg口服，最大剂量不超过每日60mg）联合细胞毒药物（常用环磷酰胺，苯丁酸氮芥也可用，但副作用较大）治疗；也可选用较小量糖皮质激素（如泼尼松或泼尼松龙每日0.15~0.5mg/kg）联合环孢素治疗，或用小量糖皮质激素（如泼尼松或泼尼松龙每日0.15mg/kg）联合他克莫司治疗。

（3）应用上述两方案之一治疗无效时，可更换为另一方案进行治疗。

（4）治疗缓解后的复发病例，可以采用原来诱导肾病综合征缓解的相同方案再次治疗。

（5）激素相对禁忌或不能耐受者，可以单用环孢素（或他克莫司）治疗。

（6）利妥昔单抗：近年研究显示，此药对本病具有良好疗效（甚至对上述治疗无效病例也有效果），且副作用较小，因此也可选用。

临床上，原发性膜性肾病患者的病理分期常为Ⅰ期及Ⅱ期，少数为Ⅲ期，这些病理分期对激素和免疫抑制剂治疗肾病综合征的疗效似并无影响。

2. 对症治疗

对于上述治疗疗效不佳的肾病综合征持续存在的患者，可予血管紧张素转换酶抑制剂（ACEI）或血管紧张素AT₁受体阻断剂（ARB）减少尿蛋白排泄，并予调血脂药物改善高脂血症（详见附录三"肾脏病常用治疗药物"）。

3. 并发症防治

（1）膜性肾病容易发生血栓及栓塞并发症，因此在其肾病综合征未缓解时一定要认真预防血栓发生，除给予抗血小板药物外，在血清白蛋白<20g/L（有国外指南将此放宽为<25g/L）时，还应予抗凝药物预防血栓。此外，防止利尿过度及治疗高脂血症在预防血栓形成上也很重要（详见第五章"原发性肾病综合征"）。

（2）膜性肾病患者多为中老年患者，进行免疫抑制治疗时，需要十分注意预防感染，一旦发生应积极治疗（详见第五章"原发性肾病综合征"）。

（3）中老年膜性肾病患者，尤其应用激素治疗时间较久时，还需要预防激素导致骨质稀疏，可以配合服用维生素D或骨化三醇及钙片预防。

第十章 膜增生性肾小球肾炎

膜增生性肾小球肾炎（MPGN），又称为系膜毛细血管性肾小球肾炎，是肾小球疾病的一个病理诊断。只有仔细除外各种系统性疾病继发的 MPGN 后，原发性 MPGN 的诊断才能成立。近些年，原发性 MPGN 的发病率已很低。本病的治疗疗效及预后均较差。

其病理特点为光学显微镜检查示肾小球呈弥漫性病变，系膜细胞明显增生伴系膜基质增加，并广泛插入至内皮及基底膜间形成双轨或多轨征，肾小球毛细血管袢呈分叶状，乃至结节状。

本病可以分为如下两型：I 型系膜区及内皮下可见嗜复红蛋白呈颗粒样沉积；III 型除在系膜区及内皮下见嗜复红蛋白沉积外，上皮下也有沉积，并伴随基底膜"钉突"形成。免疫荧光显微镜检查可见 IgG 及补体 C3 呈颗粒样沉积于系膜及毛细血管壁，构成花瓣状。电子显微镜检查I型于系膜区及内皮下可见电子致密物沉积；III型于系膜区、内皮下及上皮下均可见电子致密物沉积。曾将致密物沉积病划作膜增生性肾小球肾炎II型，现在此病已被划归至 C3 肾小球病（请参阅第十二章"C3 肾小球肾炎"）。

【诊断要点】

1. 本病好发于青中年。

2. 有前驱上呼吸道感染者，起病急，可呈现为急性肾炎综合征；无前驱感染者，也能隐袭起病。

3. 几乎全部患者具有镜下血尿（为变形红细胞血尿），20% ~30% 的患者可出现肉眼血尿。

4. 约 50% 患者出现肾病综合征。

5. 肾功能不全出现较早，进展较快，常伴发高血压及肾性贫血。

6. 50% ~75% 患者血清补体 C3 持续下降。

7. 糖皮质激素及免疫抑制剂治疗疗效差。

【治疗原则】

治疗措施仅适用于本病呈现肾病综合征和肾功能进行性减退者。目前并无循证医学证据基础上的有效治疗可被推荐。

临床上可以试用糖皮质激素加环磷酰胺治疗，无效者可改用糖皮质激素加吗替麦考酚酯或其他免疫抑制剂。

对激素及免疫抑制剂治疗无效的病例，仅能将减轻症状（水肿、高血压等）、减少尿蛋白排泄及延缓肾损伤进展作为治疗重点。可参阅第七章"原发性局灶性节段性肾小球硬化症"及附录三"肾脏病常用治疗药物"。

当病情进展至慢性肾功能不全时，则应按慢性肾功能不全非透析疗法处理；如已进入终末期肾衰竭，则应进行肾脏替代治疗（透析或肾移植），请参阅第五十七章"慢性肾衰竭"。

第十一章　IgA 肾病

IgA 肾病是一个免疫病理诊断，其特征为 IgA 为主的免疫球蛋白伴补体 C3 于肾小球系膜区沉积，具备上述免疫病理特征，并能从临床上除外具有类似免疫病理表现的继发性肾小球疾病时，IgA 肾病诊断即能成立。IgA 肾病是我国最常见的原发性肾小球疾病。

【诊断要点】

IgA 肾病是一组具有共同免疫病理特征而临床及病理表现多样化的疾病。临床上该病可呈现为伴或不伴蛋白尿的无症状性血尿，急性、急进性、慢性肾炎综合征，或肾病综合征（部分呈现肾病综合征者是与微小病变肾病重叠）；病理检查除微小病变病及膜性肾病外的各种原发性肾小球疾病病理类型都可见到。

如下两项临床及实验室表现对提示 IgA 肾病具有重要意义：

（1）常在黏膜感染（上呼吸道或肠道感染）后 3 天内出现肉眼血尿。

（2）血清 IgA 水平升高（有的仅在发病时一过性升高）。

确诊原发性 IgA 肾病必须符合如下标准：

（1）肾组织免疫病理检查显示肾小球系膜区（或系膜区及毛细血管壁）有 IgA 或以 IgA 为主的免疫球蛋白伴补体 C3 呈粗颗粒状沉积。

（2）临床上能排除具有相同免疫病理表现的继发性肾小球疾病，尤其需要排除紫癜性肾炎、肝硬化性肾小球疾病及狼疮性肾炎。

【治疗原则】

对于 IgA 肾病目前仍然缺乏特异性治疗，在决定治疗方案前应首先评估此病的危险因素，包括高血压、蛋白尿、肾功能下降以及病理损害程度等。如下方案可供临床参考：

1. 呈现无症状性血尿及蛋白尿者

尿蛋白量 <0.5g/d，病理检查为局灶增生性肾炎或轻度系膜增生性肾炎的患者，一般不需要特殊治疗，可以上班，但应避免感冒、劳累及使用肾毒性药物（包括西药及中药），并定期到门诊复查（化验尿常规及肾功能等）。

患者若有反复发作的慢性扁桃体炎，可考虑行扁桃体摘除术。若尿蛋白定量 >0.5g/d，可以选用血管紧张素转换酶抑制剂（ACEI）或血管紧张素 AT_1 受体阻断剂（ARB）长期治疗，用法参阅附录三"肾脏病常用治疗药物"。

2. 呈现急进性肾炎综合征者

若病理检查证实为新月体肾炎，则应参照第二章"急进性肾小球肾炎"的方案进行治疗。在常规量糖皮质激素及环磷酰胺联合治疗的基础上，应尽早给予甲泼尼龙冲击治疗。

3. 呈现慢性肾炎综合征者

可参考第三章"慢性肾小球肾炎"的治疗原则处理。其中要特别强调：①控制高血压。应将血压严格控制至 130/80mmHg，能耐受者还应更低，但是对于老年患者或合并慢性脑卒中的患者，应个体化地制定降压目标，常只宜降至 140/90mmHg。从治疗之初就应采用 ACEI 或 ARB 配合二氢吡啶钙通道阻滞剂或（和）利尿药进行联合治疗。②降低尿蛋白。无论有无高血压，均可选用 ACEI 或 ARB 治疗来减少尿蛋白排泄，在患者能够耐受的情况下可逐渐增加剂量，尽量将尿蛋白减低至 0.5g/d 以下。

经上述规则治疗 3~6 个月病情无明显好转，尿蛋白量仍持续 >1.0g/d 或更多、肾功能正常或轻度损害（肾小球滤过率 >50ml/min）的患者，可以考虑给予糖皮质激素治疗（口服泼尼松或泼尼松龙每日 0.8~1.0mg/kg，最多 60mg，或口服甲泼尼龙每日 0.6~0.8mg/kg，最多 40mg，2 个月后逐渐减量，共服用 6 个月），或糖皮质激素（始量泼尼松或泼尼松龙每日 0.5mg/kg 口服）及环磷酰胺联合治疗，且环磷酰胺应根据肾功能调整用量（请参阅附录三"肾脏病常用治疗药物"）。

已发生明显慢性肾功能不全时，应按慢性肾功能不全的非透析疗法进行处理；如已进入终末期肾衰竭，则应进行肾脏替代治疗（透析或肾移植），请参阅第五十七章"慢性肾衰竭"。

4. 呈现肾病综合征者

尤其病理显示为轻度系膜增生性 IgA 肾病与微小病变病重叠时，其肾病综合征治疗应参照第六章"微小病变型肾病"的方案进行。初始治疗可单用糖皮质激素，病情多次复发或激素依赖时，可用糖皮质激素联合环磷酰胺治疗，或用较小剂量激素（如泼尼松或泼尼松龙每日 0.15~0.5mg/kg）与环孢素联合治疗。

第十二章　C3 肾小球肾炎

C3 肾小球肾炎（C3GN）是一个免疫病理诊断，以单独的或占优势的补体 C3 于肾小球系膜区或系膜及毛细血管壁沉积为其主要特征，它是由遗传性或获得性因素导致的补体旁路途径异常激活致病。C3GN 与致密物沉积病同属 C3 肾小球病。此病获得命名仅十余年，对其认识还在不断深化，诊断标准及治疗方案也在不断演变及完善。

【诊断要点】

1. 临床表现及实验室检查

此病可发生于各年龄段，以青壮年多见。

（1）肾脏疾病表现　几乎 100% 的患者具有蛋白尿，20%～40% 呈现大量蛋白尿；近 90% 患者具有血尿，10%～40% 呈现肉眼血尿；50%～60% 的患者具有高血压；诊断明确时 25%～40% 的患者已出现肾功能不全。

（2）血清补体相关成分检验　40%～80% 的患者血清补体 C3 降低，而血清 C4 基本正常。40%～60% 的患者血清 C3 肾炎因子（C3 NeF）阳性，另外少数患者（10% 左右）血清抗 H 因子或（和）抗 B 因子抗体阳性。

（3）补体相关成分的基因检测　包括补体调节因子的基因（如 H 因子基因，I 因子基因及膜辅因子蛋白基因）及补体成分蛋白的基因（如 C3 基因及 B 因子基因）。少数患者可发现上述基因的突变。

（4）相关病因检查　C3GN 诊断成立后还应做病因检查。常见病因如下：①单克隆丙种球蛋白病：是最常见病因（尤其是 50 岁以上患者），故应做血清蛋白电泳，血清及尿液免疫固定电泳及血清游离轻链测定等检验。②自身免疫性疾病：除检验上述补体成分的自身抗体外，还应做抗核抗体等自身抗体检验。③感染：根据临床线索进行相应检验。

2. 病理表现

约 75% 的患者表现为膜增生性肾小球肾炎，其余表现为其他类型的增生性肾小球肾炎，如毛细血管内增生性肾炎、系膜增生性肾炎及新月体肾炎等，并可见白细胞浸润肾小球。光镜下病理类型虽多样，但是它们的免疫荧光表现却一致，均具有如下特征：补体 C3 单独呈颗粒样沉积于系膜区或系膜及毛细血管壁；或占优势的 C3 伴微弱的其他免疫沉积物（免疫球蛋白或补体 C1q，它们的荧光强度均弱于 C3，相差≥2＋）呈颗粒样沉积于系膜区或系膜及毛细血管壁。电子显微镜检查于系膜区及内皮下可见电子致密物，偶尔还能于上皮下见到"驼峰样"电子致密物。

3. 诊断标准

2013 年发布了国际多学科专家制订的《C3 肾小球病：共识报告》，据此《共识报告》，肾组织病理检查见到有上述典型免疫荧光表现的增生性肾小球肾炎，仅能给予"肾小球肾炎伴占优势 C3 沉积"的病理诊断，而后将病理资料与临床、血清学及遗传学资料进行整合分析，并将其他肾小球疾病排除后，才能诊断为"C3 肾小球肾炎"。

C3GN 最需要与病情已开始恢复的急性感染后肾小球肾炎鉴别。两种肾炎的临床表现十分相似，且均有血清补体 C3 下降；病理检查 C3GN 也可呈毛细血管内增生性肾炎表现，且电镜可见上皮下"驼峰样"电子致密物；而急性感染后肾小球肾炎开始消散时，免疫荧光检查也可能只留下补体 C3 于肾小球系膜区及毛细血管壁沉积，因此两者实难鉴别。此时即应进行 8～12 周的病情追踪观察，如果血清补体 C3 不恢复正常，病情无自发缓解，则 C3GN 诊断成立。

【治疗原则】

2017 年发表的《非典型溶血性尿毒症综合征和 C3 肾小球病：KDIGO 研讨会结论》对 C3GN 提出了一些治疗建议，因为缺乏高质量的循证证据，故此治疗建议是仅靠专家经验及少数回顾性队列研究制订的。现将主要内容做一介绍，以供借鉴。

1. 所有患者

高血压宜首选血管紧张素转换酶抑制剂（ACEI）或血管紧张素 AT_1 受体阻断剂（ARB）进行治疗，血压需下降达标；高脂血症需服调血脂药物降血脂至正常；并给予最佳营养，维持健康体重。

2. 中度病情患者

进行支持治疗后尿蛋白仍大于 0.5g/d，或肾脏病理显示中等程度炎症，或近期血肌酐增高，提示存在疾病进展风险。建议用糖皮质激素及吗替麦考酚酯治疗。

3. 重度病情患者

经上述免疫抑制治疗及支持治疗，患者尿蛋白仍大于 2.0g/d，或肾脏病理显示重度炎症（明显的毛细血管内增生，伴或不伴新月体形成），或血肌酐增高，提示疾病在迅速进展。建议用甲泼尼龙冲击联合其他细胞免疫抑制剂治疗，或用依库珠单抗治疗（此药的药理作用请参阅第三十五章"血栓性微血管病肾损害"的介绍）。但是，《KDIGO 研讨会结论》也实事求是地指出，甲泼尼龙冲击及其他细胞免疫抑制剂治疗的成功率低，而当前所获证据尚不足以推荐依库珠单抗作为一线治疗。

此外，C3GN 若是由单克隆丙种球蛋白病引起，还应针对单克隆扩增的 B 细胞淋巴增殖性疾病进行治疗。

第十三章　狼疮肾炎

狼疮肾炎（LN）是系统性红斑狼疮（SLE）的肾脏损害，属于继发性肾小球疾病。临床上 LN 可表现为单纯性血尿和（或）蛋白尿、慢性肾炎综合征、急进性肾炎综合征或肾病综合征。活动性 SLE 及 LN 需要用糖皮质激素联合免疫抑制剂治疗。SLE 及 LN 治疗缓解后较易复发，故患者需长期随诊。

【诊断要点】

1. 诊断标准

SLE 可参考北京医师协会组织编写的《风湿免疫科诊疗常规》介绍的诊断标准进行诊断，此外，也可参考 2019 年由欧洲抗风湿病联盟（EULAR）及美国风湿病学会（ACR）联合制定的《系统性红斑狼疮分类标准》进行诊断。在国内外制订的所有 SLE 诊断标准中，EULAR/ACR 标准首次将权重积分引入诊断（见本章文末附件），这是其最大特点。

SLE 可依据临床及实验室表现判断其活动性，已有很多活动性评分标准可供参考。这里只想强调血清补体 C3 下降、抗核抗体（ANA）及抗双链脱氧核糖核酸抗体（抗 dsDNA 抗体）滴度升高是提示 SLE 病情活动的最有效指标。

SLE 患者出现肾损伤表现（如血尿、蛋白尿及肾功能损伤）时，即应考虑 LN 可能，在除外患者可能合并的其他肾脏病后，LN 诊断即能成立。这里需要强调，肾穿刺病理检查在 LN 确诊、分型、判断疾病活动及慢性化程度、进而帮助临床确定治疗方案上，都具有重要意义。

2. 病理分型

LN 确诊后，即应根据国际肾脏病学会（ISN）和肾脏病理学会（RPS）2003 年制订及 2018 年修订的《狼疮性肾炎分型标准》进行分型：

Ⅰ型：即系膜轻微病变性 LN。光镜下肾小球正常；免疫荧光检查显示系膜区免疫沉积物存在。

Ⅱ型：即系膜增生性 LN。光镜下可见系膜细胞增生（系膜区系膜细胞核≥4 个）及系膜基质增加，并可见系膜区免疫沉积物；免疫荧光和电镜检查可见系膜区免疫沉积物，或伴少量上皮下或（和）内皮下免疫沉积物。

Ⅲ型：即局灶性 LN。可见活动性（增生、坏死）或非活动性（硬化）病变。表现为局灶分布的（受累肾小球少于全部肾小球的 50%）、节段性或球性的肾小球毛细血管内或毛细血管外增生，局灶性内皮下免疫沉积物，伴或不伴系膜区的免疫沉积物。Ⅲ型 LN 又能根据病变活动性进一步分为 3 个亚型：Ⅲ（A）活动型；Ⅲ（A/C）活动及慢性型；Ⅲ（C）慢性型。

Ⅳ型：即弥漫性 LN。可见活动性（增生、坏死）或非活动性（硬化）病变。表现为弥漫分布的（受累肾小球超过全部肾小球的 50%）、节段性或球性的肾小球毛细血管内或毛细血管外增生，弥漫性内皮下免疫沉积物，伴或不伴系膜区免疫沉积物。Ⅳ型 LN 又能根据肾小球内病变的分布及活动性进一步分为6个亚型：Ⅳ－S（A）弥漫节段分布活动型；Ⅳ－S（A/C）弥漫节段分布活动及慢性型；Ⅳ－S（C）弥漫节段分布慢性型；Ⅳ－G（A）弥漫球性分布活动型；Ⅳ－G（A/C）弥漫球性分布活动及慢性型；Ⅳ－G（C）弥漫球性分布慢性型。

Ⅴ型：即膜性 LN。可见肾小球基底膜弥漫增厚，球性或节段性上皮下免疫沉积物，伴或不伴系膜病变（系膜增生及系膜区免疫沉积物）。Ⅴ型膜性 LN 可以合并Ⅲ型或Ⅳ型病变，此时则应作复合性诊断，如Ⅴ＋Ⅲ，Ⅴ＋Ⅳ等。

Ⅵ型：即终末期硬化性 LN。超过90%的肾小球呈现球性硬化，不再有活动性病变。

病理类型与临床表现之间存在着一定的联系。例如，仅呈现轻度蛋白尿或（和）镜下血尿（变形红细胞血尿）者，可能为Ⅱ型；SLE 活动、患者呈现肾炎综合征而肾功能正常者，可能为Ⅲ型或轻症Ⅳ型；SLE 明显活动、患者呈现肾炎综合征及肾病综合征，伴肾功能急剧坏转者，可能为Ⅳ型；起病隐匿，以肾病综合征为主要表现者，可能为Ⅴ型；病程长，反复活动且治疗不彻底，肾功能慢性进展至肾衰竭者，可能为Ⅵ型。而Ⅴ＋Ⅲ型及Ⅴ＋Ⅳ型则具备两型特点。

随 SLE 疾病活动性变化，LN 的病理类型还会发生转换（如 SLE 活动时，Ⅱ型转Ⅲ型或Ⅳ型，Ⅲ型转Ⅳ型，Ⅴ型转Ⅴ＋Ⅲ型或Ⅴ＋Ⅳ型；而 SLE 活动治疗缓解后，上述病理类型的转换又可能逆转），此时为了准确判断病情，帮助临床及时调整治疗方案，还常需对 LN 患者进行重复肾穿刺病理检查。

LN 除上述6种病理类型外，还有较少见的狼疮性足细胞病。此外，SLE 还可并发混合型冷球蛋白血症、血栓性微血管病及抗磷脂抗体综合征，从而出现冷球蛋白血症性肾小球肾炎（请参阅第二十七章"冷球蛋白血症性肾小球肾炎"），血栓性微血管病肾损害（请参阅第三十五章"血栓性微血管病肾损害"），以及抗磷脂抗体综合征肾病，临床也需要注意。

【治疗原则】

1. 糖皮质激素及免疫抑制剂治疗

（1）Ⅰ型及Ⅱ型 LN　Ⅰ型患者及Ⅱ型蛋白尿轻者，仅根据肾外 SLE 的活动性来决定是否应用糖皮质激素及免疫抑制剂治疗。

（2）Ⅲ期及Ⅳ型 LN，包括Ⅴ＋Ⅲ及Ⅴ＋Ⅳ型　因呈现活动性病变，均应积极治疗。

①诱导治疗：用糖皮质激素（常用泼尼松或泼尼松龙）联合免疫抑制剂进行治疗，后者可选用环磷酰胺、吗替麦考酚酯或钙调神经磷酸酶抑制剂（环孢素或他克莫司）。上述各种药物的用法可参阅附录三"肾脏病常用治疗药物"。

重症 SLE，包括肾功能急剧坏转的Ⅳ型 LN 患者，在上述药物治疗的基础上，还应给予甲泼尼龙冲击治疗（用法请参阅附录三"肾脏病常用治疗药物"）。

Ⅳ型 LN 肾间质炎症病变重的患者，还可以采用大剂量环磷酰胺冲击治疗（用法详见附录三"肾脏病常用治疗药物"）。

用上述治疗疗效不佳的活动性 LN 患者，还可以考虑使用利妥昔单抗。

②维持治疗：可以选用泼尼松或泼尼松龙≤10mg/d 或吗替麦考酚酯 1g/d 作维持治疗。在 LN 完全缓解情况下，此维持治疗至少要进行 3 年以上或更长。也可以用硫唑嘌呤 1.0～2.5mg/（kg·d）作维持治疗，但应用此药要特别警惕骨髓抑制作用。某些患者仅短期服用即可引起骨髓造血危象，表现为严重的外周血粒细胞减少、血小板缺乏，甚至急性再生障碍性贫血，由此继发的重症感染及出血可能危及生命。

（3）V 型 LN　非大量蛋白尿的患者，可仅用血管紧张素转换酶抑制剂（ACEI）或血管紧张素 AT_1 受体拮抗剂（ARB）进行抗蛋白尿治疗（用法参阅附录三"肾脏病常用治疗药物"叙述）。并根据肾外 SLE 的活动性来决定是否应用糖皮质激素及免疫抑制剂治疗。

呈现大量蛋白尿的患者，应采用糖皮质激素（常用泼尼松或泼尼松龙）联合免疫抑制剂（环磷酰胺、吗替麦考酚酯或钙调神经磷酸酶抑制剂）进行治疗。用法参阅附录三"肾脏病常用治疗药物"叙述。

（4）VI 型 LN　进入终末期肾衰竭时，即应进行肾脏替代治疗，包括血液透析、腹膜透析或肾移植。若有肾外 SLE 活动，也应给予糖皮质激素及免疫抑制剂治疗。在用激素及免疫抑制剂治疗 LN 时，还需要注意如下两点：

①实事求是地制定治疗目标：一般而言，随着 SLE 活动被控制，II 型～IV 型（包括呈急性肾衰竭的重症 IV 型）患者的 LN 病情都能随之好转，甚至完全缓解，但是部分 V 型患者的肾病综合征及 VI 型患者的肾衰竭却效果不佳，为此，对这样的 V 型及 VI 型患者，则应以控制 SLE 活动、而不以追求肾病缓解作为治疗目标。

②严防免疫抑制治疗的副作用：近代随着新的强效免疫抑制药物不断问世，SLE 患者因重症狼疮活动死亡者已日益减少，可是因免疫抑制治疗副作用（尤其是重症感染）死亡者却显著增加，这必须引起充分重视，掌握好治疗适应证、合理用药及实事求是的制定治疗目标是减少治疗不良反应的关键。

2. 羟氯喹

只要无用药禁忌，上述各型 LN 患者都应给予羟氯喹治疗，成人常用剂量为每天 0.2～0.4g，分两次服用，最大剂量为每天 6.0～6.5mg/kg，成人每天不超过 0.4g。有报道此药能延缓 LN 进展，并减少 LN 复发。长期服用此药要注意视网膜病变副作用，推荐患者服药期间每半年至一年做一次眼科检查，若出现视力下降、色觉障碍或视野改变时，更应及时去眼科就诊。

3. 大剂量免疫球蛋白治疗

患者存在感染，不宜使用糖皮质激素及免疫抑制剂治疗时，或上述糖皮质激素联合免疫抑制剂治疗无效时，均可考虑应用大剂量免疫球蛋白进行诱导缓解治疗，剂量 400mg/（kg·d）静脉滴注，每日 1 次，5 次为一疗程，必要时可以重复应用。

4. 透析治疗

IV 型活动性 LN 导致急性肾衰竭时，应及时进行透析治疗，以维持生命，赢得时间进行诱导缓解治疗。VI 型 LN 患者已进入慢性终末肾衰竭时，也应给予肾脏替代治疗以维持生命。可选用血液透析或腹膜透析治疗（参阅附录一"血液透析治疗"及附录二"腹膜透析治疗"），也可在 SLE 治疗缓解后进行肾移植。

附：2019 年 EULAR／ACR 制定的 SLE 诊断标准

进入标准：抗核抗体（ANA）≥1∶80 为必备条件，只有阳性才能进行如下附加标准积分

附加标准：需要至少一个临床标准阳性，以及权重积分≥10，才能诊断 SLE

临床标准（括号内数字为权重分）：

全身状况：发热（2）

血液系统异常：白细胞减少（3），血小板减少（4），自身免疫性贫血（4）

神经精神异常：谵妄（2），精神失常（3），癫痫（5）

皮肤黏膜病变：无瘢痕性脱发（2），口腔溃疡（2），亚急性皮肤狼疮或盘状狼疮（4），急性皮肤狼疮（6）

浆膜病变：胸腔或心包积液（5），急性心包炎（6）

肌肉骨骼系统病变：关节受累（6）

肾脏病变：尿蛋白≥0.5g/d（4），肾活检诊断 Ⅱ 或 Ⅴ 型 LN（8），肾活检诊断 Ⅲ 或 Ⅳ 型 LN（10）

免疫学标准（括号内数字为权重分）：

抗磷脂抗体：抗心磷脂抗体或抗 β_2 - 糖蛋白 1 抗体或狼疮抗凝物阳性（2）

补体蛋白：C3 或 C4 降低（3），C3 及 C4 降低（4）

SLE 特异抗体：抗 dsDNA 抗体或抗 Sm 抗体阳性（6）

注：只将每项标准中的最高权重分纳入积分

第十四章　ANCA 相关性小血管炎肾损害

系统性血管炎是指以血管壁炎症和纤维素样坏死为主要病理特征的一组系统性疾病。在系统性小血管炎中，部分疾病与抗中性白细胞胞浆抗体（ANCA）相关，因而被称为 ANCA 相关性小血管炎（AAV），是本章讲述重点，包括显微镜下多血管炎（MPA）、肉芽肿性多血管炎（GPA；曾被称为韦格内肉芽肿）、嗜酸性肉芽肿性多血管炎（EGPA；曾被称为 Churg – Strauss 综合征）。ANCA 相关性小血管炎常累及肾脏引起肾小球肾炎，其中 MPA 及 GPA 的肾损害常很严重，易出现新月体肾炎。

【诊断要点】

1. 好发人群

本病好发于中、老年人。

2. 全身非特异性表现

常有发热（低热或高热）、皮肤紫癜、肌肉痛、关节痛、周围神经病变（麻木或疼痛敏感）及体重减轻等。

3. 肾脏受累表现

出现血尿（变形红细胞血尿）、蛋白尿、水肿及高血压。蛋白尿多时出现肾病综合征。病情严重者肾功能急剧坏转，呈现急进性肾炎综合征（常见于 MPA 及 GPA 患者）。

4. 其他器官受累表现

体内各器官系统均可能受累，其中最常见肺脏病变，表现为咳嗽、咯血痰及咯血，乃至致命性大咯血。而 GPA 的肉芽肿还常累及上呼吸道，导致鼻窦炎，鼻中隔穿孔和"鞍鼻"。

5. 实验室检查

血清 ANCA 需同时用间接免疫荧光法及酶联免疫吸附试验两种方法检验才能提高检测的敏感性及特异性。本病的 ANCA 主要呈如下两种表现：环核型 ANCA（pANCA）合并抗髓过氧化物酶（MPO）抗体阳性;，胞浆型 ANCA（cANCA）合并抗蛋白酶 3（PR3）抗体阳性。尽管血清 ANCA 阳性对诊断本病具有重要意义，但是仍有约 5% ~ 10% 的阳性病例并非本病，如 MPO – ANCA 阳性可见于系统性红斑狼疮、类风湿关节炎、炎症性肠病及自身免疫性肝炎等免疫性炎症疾病，而 PR3 – ANCA 阳性也能见于人类免疫缺陷病毒感染、感染性心内膜炎及结核病等感染性疾病和某些新生物，因此 ANCA 的检验结果必须结合临床资料来全面分析。

除此而外，还常见贫血、白细胞增多（有时嗜酸细胞也增多）、血沉增快、血清 γ 球蛋白增高、C – 反应蛋白阳性，及类风湿因子阳性等非特异表现。

6. X 线检查

肺出血的患者，胸部 X 线平片或 CT 检查可见广泛肺泡出血影像（从肺门向两侧中肺野分布的阴影，形似蝶翼）。GPA 患者还能见到肺空洞（1 个或数个）。

7. 病理检查

肾组织免疫荧光检查常阴性；光镜检查可见局灶节段性肾小球纤维素样坏死和新月体（新旧新月体，即细胞性、纤维细胞性及纤维性新月体经常同时存在），常形成新月体肾炎；电镜检查常无电子致密物。GPA 还能在受累组织中见到特征性肉芽肿；EGPA 在肾间质中常可见大量嗜酸性粒细胞浸润。

【治疗原则】

1. 糖皮质激素及免疫抑制剂治疗

（1）诱导缓解治疗　常用糖皮质激素联合环磷酰胺治疗。①糖皮质激素：可口服泼尼松或泼尼松龙，剂量 1mg/(kg·d)，服用 4～6 周，病情控制后逐步减量。②环磷酰胺：可以口服，剂量 2mg/(kg·d)，持续服用 3～6 个月；或静脉滴注，剂量 0.75 g/m² 体表面积，每月 1 次，连续应用 6 个月。③甲泼尼龙冲击治疗：对肾功能急剧坏转或（和）肺出血的重症患者，在应用上述激素及环磷酰胺治疗的基础上，还应予甲泼尼龙冲击治疗（用法参阅第二章"急进性肾小球肾炎"）。④利妥昔单抗治疗：对于上述治疗疗效不佳者，可以试用利妥昔单抗治疗。

（2）维持缓解治疗　治疗目的是维持疾病缓解及减少疾病复发。可以选用泼尼松或泼尼松龙≤10mg/d 或吗替麦考酚酯 1g/d 作维持治疗，维持治疗至少需持续进行 12～18 个月。也可采用硫唑嘌呤作维持治疗，但是需高度警惕其骨髓抑制作用（请参阅第十三章"狼疮性肾炎"的叙述）。近年西方国家指南还推荐用利妥昔单抗数月注射 1 次作维持治疗。

2. 大剂量免疫球蛋白治疗

存在感染不宜使用糖皮质激素及免疫抑制剂时，或上述激素联合免疫抑制剂治疗无效时，可考虑应用大剂量免疫球蛋白进行诱导缓解治疗，剂量 400mg/(kg·d) 静脉滴注，每日 1 次，5 次为一疗程，必要时可重复治疗。

3. 血浆置换或免疫吸附治疗

对严重肺出血、严重急性肾衰竭或合并抗肾小球基底膜抗体的患者，在应用上述激素及免疫抑制剂治疗的基础上，于诱导疾病缓解初期，还应给予强化血浆置换治疗或双重血浆置换治疗，有条件时也可应用免疫吸附治疗（用法可参阅第二章"急进性肾小球肾炎"）。

4. 透析治疗

在患者出现急性肾衰竭并达到透析指征时，应及时进行透析，以维持生命，赢得诱导缓解治疗的时间。当患者已进入慢性肾衰竭且已到达透析指征时，也应给予长期维持性透析治疗维持生命。选用血液透析或腹膜透析皆可（参阅附录一"血液透析治疗"及附录二"腹膜透析治疗"）。

5. 复发的预防与治疗

本病复发率高，高达 30%～40%，感染常为复发的重要原因。已有研究显示，鼻部携带金黄色葡萄球菌是导致 GPA 复发的一个重要因素，为此可给患者鼻腔局部应用莫匹罗星，必要时还可口服复方新诺明（剂量为磺胺甲噁唑 800mg 和甲氧苄啶 160mg，每周 3 次），用以清除鼻部金黄色葡萄球菌，预防 GPA 复发。

此外，AAV 在治疗缓解后仍需定期检测血清 ANCA，有研究表明在 AAV 复发前 4 周，患者的血清 ANCA 检验即能从阴转阳，此时若无用药禁忌即可开始免疫抑制治疗。

第十五章　过敏性紫癜性肾炎

过敏性紫癜（HSP），又称为 IgA 血管炎，是一种系统性小血管炎，临床以皮肤紫癜、关节痛、胃肠道症状和肾炎为主要表现。过敏性紫癜的肾损害被称为过敏性紫癜性肾炎，简称紫癜性肾炎，属于继发性肾小球疾病。

【诊断要点】

1. 好发人群

本病好发于青少年。

2. 皮肤紫癜

此皮损常出现于下肢远端，严重时可遍及下肢近端、上肢、臀部及腹部，为对称性分布的、高于皮表的出血性斑丘疹，有时融合成片，不痒或微痒。皮损常分批出现，消退后可遗留色素沉着。

3. 肾脏损害

肾损害常在皮肤紫癜后数天或数周（约 80% 患者在 4 周内）出现。临床表现多样化，可表现为无症状性血尿（为变形红细胞血尿）及蛋白尿、慢性肾炎综合征、急进性肾炎综合征及肾病综合征。病理检查最常见为局灶增生性肾小球肾炎及系膜增生性肾小球肾炎，并常伴发节段性毛细血管袢纤维素样坏死和（或）小或大新月体形成；免疫荧光检查可见 IgA 或以 IgA 为主的免疫球蛋白伴随补体 C3 在系膜区或系膜区及毛细血管壁呈粗颗粒样沉积。

4. 关节疼痛

呈现多发性、游走性关节肿痛，多发生在踝、膝、肘等大关节，偶发生在腕和手指关节。

5. 胃肠道症状

呈现腹痛，以脐周和下腹部为主，可伴恶心、呕吐及血便，儿童有时可并发肠套叠和肠穿孔。

必需具有典型的皮损才能诊断过敏性紫癜，而只有过敏性紫癜诊断成立紫癜性肾炎才能被诊断。关节疼痛及胃肠道症状只出现在部分过敏性紫癜患者，并非诊断本病的必备条件。另外，肾外器官系统表现的轻重程度与肾损害的轻重程度也并不平行。

【治疗原则】

迄今尚无统一治疗方案。

本病有如下特点：①激素与免疫抑制剂治疗对缓解过敏性紫癜的关节痛肿及胃肠道症状常有效，但是对紫癜性肾炎的疗效不肯定。②临床表现为轻微镜下血尿及蛋白尿（尿蛋白 <0.5g/d）的紫癜性肾炎患者，尤其患儿，疾病可能自发痊愈。

如下治疗方案可供参考：

1. 呈现无症状性血尿及蛋白尿者

当尿蛋白量 >0.5g/d 时，可选用血管紧张素转换酶抑制剂（ACEI）或血管紧张素

AT$_1$受体阻断剂（ARB）长期治疗。用法请参阅附录三"肾脏病常见治疗药物"。

2. 呈现慢性肾炎综合征者

可参考第三章"慢性肾小球肾炎"的治疗原则处理，以期延缓患者肾损害进展。

3. 呈现肾病综合征者

可应用糖皮质激素及免疫抑制剂治疗，用法请参阅第五章"原发性肾病综合征"，但是治疗疗效常较差。

4. 呈现急进性肾炎综合征者

对于≥50％肾小球具有大新月体的紫癜性肾炎，应在常规剂量糖皮质激素及环磷酰胺联合治疗的基础上，尽早给予甲泼尼龙冲击强化治疗。详见第二章"急进性肾小球肾炎"。

除上述治疗外，过敏性紫癜患者在用激素及免疫抑制剂前，都应做过敏原检查，对发现的过敏原及可疑过敏原（如某些食物、药物或其他物质）均应尽量避免接触。

第十六章　干燥综合征肾损伤

　　干燥综合征是一种慢性炎症性自身免疫病，主要侵犯外分泌腺，其中唾液腺、泪腺最易受累，但也可累及其他外分泌腺及腺体外器官，呈现多系统损害表现。本病可单独存在，称为原发性干燥综合征；也可继发于其他自身免疫病如类风湿关节炎及系统性红斑狼疮等，则称为继发性干燥综合征。约 1/3 的原发性干燥综合征患者可出现肾损害，属于继发性肾脏病，常表现为肾小管间质肾炎，少数表现为肾小球肾炎。

【诊断要点】

1. 临床表现

　　本病 90% 以上患者为女性，发病年龄在 40～50 岁。

　　（1）肾外病变表现

　　①眼部表现：眼干，甚至需用人工泪液。辅助检查：Schirmer 滤纸试验（+），角膜染色（+），泪膜破碎时间（+）。

　　②口腔表现：口干，甚至进固体食物必须伴水下咽。易出现猖獗性龋齿或（和）成人腮腺炎（腮腺反复或持续肿痛）。辅助检查：唾液流率（+），腮腺造影（+），涎腺核素检查（+）；唇腺活检组织病理检查（+）。

　　③其他系统表现：少数患者还能出现皮肤紫癜，关节肌肉疼痛，消化、呼吸、血液及神经系统症状。

　　（2）肾脏疾病表现　据大样本的肾穿刺病理检查报告统计分析显示，约 75%～80% 的原发性干燥综合征肾损害表现为肾小管间质肾炎，约 20%～25% 表现为肾小球肾炎，且常与肾小管间质肾炎并存。

　　①肾小管间质肾炎：临床上常见远端肾小管功能损害，表现为 I 型肾小管性酸中毒或（和）肾脏浓缩功能障碍；近端肾小管功能损害较少见，表现为范科尼综合征或（和）II 型肾小管性酸中毒（参阅第四十一章"肾小管性酸中毒"及第四十二章"范科尼综合征"）。患者常伴随出现少量蛋白尿（常 <1g/d），以小分子的肾小管蛋白为主。病理检查可于肾间质内见到大量淋巴细胞及浆细胞浸润（有时后者占优势），并伴随不同程度的肾间质纤维化及肾小管萎缩。

　　②肾小球肾炎：出现蛋白尿及血尿（变形红细胞血尿），甚至肾病综合征。疾病晚期部分患者血清肌酐增高，出现慢性肾功能不全。这些免疫复合物介导肾炎可呈现多种病理表现如系膜增生性肾炎、局灶性增生性肾炎及膜性肾病等。

　　这里需要强调的是，原发性干燥综合征常继发混合型冷球蛋白血症，并发生冷球蛋白血症肾炎，此时病理常表现为膜增生性肾小球肾炎（详见第二十七章"冷球蛋白血症性肾小球肾炎"）。

　　（3）血清免疫学检验　血清 IgG 显著升高，并可伴 IgA 或（和）IgM 升高，血清

γ球蛋白显著升高，尚可由此导致血清总球蛋白升高；血清抗核抗体常（+）；抗SSA抗体（+），或抗SSA及抗SSB抗体（+），抗Ro-52抗体（+）。干燥综合征患者出现血清类风湿因子阳性及补体C3、C4水平降低时，即应高度怀疑已并发混合型冷球蛋白血症，需做血清冷球蛋白检验（详见第二十七章"冷球蛋白血症性肾小球肾炎"）。

2. 诊断标准

原发性干燥综合征的诊断可以参考北京医师协会组织编写的《风湿免疫科诊疗常规》介绍的诊断标准进行，也可以参考2016年美国风湿病学会（ACR）及欧洲风湿病联盟（EULAR）联合制定的《原发性干燥综合征分类标准》做诊断。此ACR/EULAR标准首次将权重积分引入了原发性干燥综合征诊断（见本章文末附）。

这里需要强调本病应与IgG4相关疾病进行鉴别。IgG4相关疾病常侵犯口、眼外分泌腺，此时能导致ACR/EULAR制订的干燥综合征诊断标准的第1、3、4、5条阳性，故两病很易混淆。鉴别要点是：①IgG4相关疾病的血清IgG4明显增高，而抗SSA抗体、抗SSB抗体及抗Ro-52抗体均阴性；原发性干燥综合征是以其他IgG亚类增高为主，且血清抗SSA抗体等自身抗体阳性。②IgG4相关疾病唇腺间质中浸润的浆细胞以IgG4$^+$浆细胞占优势（IgG4$^+$浆细胞/IgG$^+$浆细胞比例>40%，IgG4$^+$浆细胞>10个/高倍视野），并常见"席纹样"纤维化，而干燥综合征并非如此（详见第十七章"IgG4相关肾病"）。

本病也有不少判断疾病活动的评分系统，但是最简单的判别方法是观察血清免疫球蛋白水平，高血清免疫球蛋白即提示疾病活动。

原发性干燥综合征患者出现肾病表现时（尤其是远端肾小管浓缩功能损害及肾小管性酸中毒），在除外其他肾脏病后，即可临床诊断干燥综合征肾损害。肾穿刺病理检查对确诊本病及判断病变活动性及慢性化程度上很有意义。

【治疗原则】

1. 糖皮质激素及免疫抑制剂治疗

呈现高免疫球蛋白血症的患者、新发肾小管间质肾炎且病理显示炎症明显的患者，以及呈现肾病综合征的肾小球肾炎患者，均应给予糖皮质激素及免疫抑制剂（包括环磷酰胺、环孢素、吗替麦考酚酯等）治疗。用药方法可参阅第十三章"狼疮肾炎"及附录三"肾脏病常用治疗药物"。

激素及免疫抑制剂治疗效果差，且全身系统表现较重的患者，还可试用利妥昔单抗治疗。

2. 对症治疗

（1）肾小管性酸中毒　应纠正酸中毒并补钾，常服用含枸橼酸钾的枸橼酸合剂治疗，Ⅱ型肾小管性酸中毒还常需同时服用大剂量碳酸氢钠治疗（参阅第四十一章"肾小管性酸中毒"）。

（2）干燥性角结膜炎　可予人工泪液滴眼，减轻眼干症状，预防角膜损害。

（3）口干燥症　需注意口腔清洁卫生，预防龋齿及口腔感染发生。

附：2016 年 ACR/EULAR 制定的原发性干燥综合征诊断标准 *

诊断标准	权重分
唇腺病理检查显示局灶性淋巴细胞性涎腺炎，且病灶评分 ≥1 个病灶/$4mm^2$	3
血清抗 SSA 抗体阳性	3
至少一眼的角膜染色评分 ≥5（或 Van Bijsterveld 评分 ≥4）	1
至少一眼的 Schirmer 试验 ≤5mm/5min	1
未刺激情况下的全涎液流速 ≤0.1ml/min	1

　*诊断标准的权重积分 ≥4 分，且无任何排除标准存在，诊断即成立。

　　排除标准包括：①头部和颈部放射治疗史；②活动性丙型肝炎感染（经 PCR 检验证实）；③艾滋病；④结节病；⑤淀粉样变性；⑥移植物抗宿主病；⑦IgG4 相关疾病。它们或与干燥综合征的临床表现重叠，或干扰干燥综合征的诊断试验。

第十七章　IgG4 相关肾病

IgG4 相关性疾病（IgG4 - RD）是 21 世纪新认识及命名的一种自身免疫性疾病，IgG4 - RD 累及肾脏时被称为 IgG4 相关性肾病（IgG4 - RKD），属于继发性肾脏病。IgG4 - RKD 中肾小管间质疾病最常见，被称为 IgG4 相关性肾小管间质肾炎（IgG4 - TIN），但也可表现为肾小球疾病，常为 IgG4 相关膜性肾病，还可表现为肾血管疾病，主要为闭塞性静脉炎。有学者还把 IgG4 - RD 诱发的腹膜后纤维化导致的肾后梗阻也划入 IgG4 - RKD 范畴，认为它是 IgG4 - RD 的间接肾损害。本章只着重讨论 IgG4 - TIN。

【诊断要点】

1. 临床表现

本病好发于中老年，男性居多。①IgG4 - TIN 表现：呈现轻度蛋白尿及镜下血尿，很少呈现白细胞尿，较早出现肾小管损伤（如呈现尿 N - 乙酰 - β - D - 葡萄糖苷酶增多，尿 α_1 - 微球蛋白增多等），并可出现急性肾损伤或慢性进行性肾衰竭，导致血清肌酐增高。②系统疾病表现：IgG4 - TIN 可以伴或不伴系统受累表现，包括涎腺炎、泪腺炎、淋巴结病、自身免疫性胰腺炎、腹膜后纤维化（可因此导致输尿管梗阻及肾盂积水）、硬化性胆管炎、炎性主动脉瘤、肺或肝损害等。

2. 实验室表现

患者血清 IgG 及 IgG4 水平升高，并可由此导致血清 γ 球蛋白增高，但是也有小部分（30% 以下）患者 IgG4 水平正常；部分患者（约占 60%）血清补体 C3 或（和）C4 水平下降（补体水平下降能提示疾病活动）；可伴血清抗核抗体阳性、类风湿因子阳性；并可伴血清 IgE 水平升高及外周血嗜酸性粒细胞增多。

3. 影像学表现

用增强计算机断层扫描（CT）或增强磁共振成像（MRI）进行检查，肾脏增大，在肾内（主要在肾皮质）可见多发或单发的圆形或楔形"肿瘤样"结节或团块。

4. 病理表现

肾活检组织病理检查常见如下表现：①光镜检查：急性期肾间质可见大量浆细胞及单个核细胞浸润，呈弥漫或多灶状分布，并可伴数量不等的嗜酸性粒细胞，偶见轻度肾小管炎。慢性期出现特征性的"席纹"样（或称"蔓藤纹"样）纤维化。②免疫组化检查：肾间质中可见大量 IgG4$^+$ 浆细胞浸润，有时还伴随较少的其他 IgG 亚类细胞（注意：用石蜡切片修复抗原后做免疫组化染色，才能清晰看见这些 IgG4$^+$ 浆细胞，而用冰冻切片做免疫荧光染色则不着色）。③电子显微镜检查：可进一步证实光镜所见。

5. 诊断标准

近年国外有各种诊断标准陆续公布，总的趋向是诊断标准越来越严格，这可能与认识深化相关。目前尚无国内制订的诊断标准发表，迄今与 IgG4 - TIN 诊断相关的国外标准有 4 个：①美国 2011 年制订《IgG4 相关肾小管间质肾炎的诊断》，此标准较易操作，但似乎过于宽松；②日本 2011 年制订的《对 IgG4 相关性肾病诊断标准的建议》，此标准操作比较麻烦，但比前述美国标准严格；③日本 2012 年发表的《IgG4 相关性疾病的综合诊断标准，2011》，这是针对整个 IgG4 – RD 制订的诊断标准，包括了临床、实验室及病理检查内容；④国际多学科专家于 2012 年制订的《IgG4 相关疾病病理学共识》，这仅仅是针对 IgG4 – RD 的病理诊断标准。此处拟把③④两个标准中的主要内容作一扼要介绍，可供诊断 IgG4 – RD（包括 IgG4 – TIN）参考。

2012 年日本发表的《IgG4 相关性疾病的综合诊断标准，2011》内容如下：

（1）临床检查显示单个或多个器官有特征性弥漫/局部肿胀或肿块。

（2）血液学检查显示血清 IgG4 浓度升高（>135mg/dl）。

（3）组织学检查显示 ①显著的淋巴细胞和浆细胞浸润及纤维化；②IgG4$^+$浆细胞浸润：IgG4$^+$/IgG + 细胞比率 >40% 和 IgG4$^+$浆细胞 >10 个/高倍视野。

IgG4 – RD 的诊断分成 3 个级别：确定：（1）（2）（3）均阳性；十分可能：（1）（3）阳性；可能：仅（1）（2）阳性。

此外，IgG4 – RD 确诊前还需通过其他组织病理学检查，将相应器官的恶性肿瘤（如癌症及淋巴瘤）和类似疾病（如干燥综合征、原发性硬化性胆管炎、卡斯尔曼病、继发性腹膜后纤维化、结节病、肉芽肿伴多血管炎及嗜酸细胞性肉芽肿伴多血管炎等）除外。

2012 年国际多学科专家制订的《IgG4 相关疾病病理学共识》推荐 IgG4 – RD 按下面 3 个层次做病理组织学诊断：

（1）组织学高度提示 IgG4 – RD 这类患者至少需具备下面两项组织学特征：①密集的淋巴浆细胞浸润。诊断 IgG4 – RD 所需的高倍视野下 IgG4$^+$细胞数，因器官不同而异（>10 ~ >200 个/高倍视野），诊断 IgG4 – RKD 时，IgG4$^+$细胞数应 >30 个/高倍视野（外科取材组织）或 >10 个/高倍视野（穿刺取材组织）；此外 IgG4$^+$/IgG$^+$细胞比率应 >40%。②纤维化，通常为"席纹样"。③闭塞性静脉炎，密集的淋巴浆细胞浸润管壁并闭塞管腔。

（2）具有 IgG4 – RD 的可能组织学特征 这类患者只存在一项组织学特征，多为密集的淋巴浆细胞浸润，且其中 IgG4$^+$细胞数已达到诊断要求。这些患者还需要获得临床、实验室证据（如血清 IgG4 水平 >135mg/dl）及其他器官也受累的放射学或病理学证据才能确诊。

（3）IgG4 – RD 的组织病理学证据不足 这类患者的组织学表现未能达到上述两类的标准，但是，并未被完全排除 IgG4 – RD，可能由于组织取样问题、先行治疗起效，或病变已进展至纤维化等原因，而未能见到 IgG4 – RD 的典型组织学特征。

【治疗原则】

2015 年国际专家组制订的《关于 IgG4 相关疾病管理和治疗的国际共识指导声明》（以下简称《指导声明》）首次对 IgG4 – RD 的治疗提出了指导意见。将其与国内治疗经验结合，建议对 IgG4 – TIN 采用如下方案治疗：

1. 诱导疾病缓解治疗

（1）糖皮质激素 这是治疗 IgG4 – TIN 第一线药物。由于 80% 以上 IgG4 – TIN 病例对激素治疗敏感，所以开始可以单独用药。起始剂量一般为 30 ~ 40mg/d，病情重者可以上调。《指导声明》推荐用此起始剂量治疗 2 ~ 4 周，然后逐渐减量至维持量。

（2）免疫抑制剂 单用激素疗效欠佳或激素减量病情复发者，可加免疫抑制剂联合治疗，例如并用环磷酰胺、吗替麦考酚酯、钙调神经磷酸酶抑制剂等。

（3）利妥昔单抗 为抗 CD20 单克隆抗体，可耗竭 B 淋巴细胞，减轻病情。初步临床观察显示它对上述治疗失败的重症患者可能有效。

2. 缓解期维持治疗

IgG4 – TIN 与其他一些自身免疫性疾病的肾损害（如狼疮性肾炎等）相似，缓解后的复发率较高（文献报道可达 40% ~ 54%），因此缓解后应该进行维持治疗。目前认为用小剂量糖皮质激素做维持治疗效果最佳，但是激素用量及持续时间长短尚无定论，国内应用激素对其他自身免疫性疾病（如狼疮性肾炎等）做维持治疗时剂量常≤10mg/d，日本有学者用小剂量激素对 IgG4 – TIN 做维持治疗长达 3 年，均可参考。

第十八章 肺出血－肾炎综合征

肺出血－肾炎综合征是抗肾小球基底膜抗体（抗 GBM 抗体）引起的一种自身免疫性疾病，又称为 Goodpasture 病。临床主要表现为肾炎、肺出血及血清抗 GBM 抗体阳性，病情常危重，需要及时进行强化治疗。

【诊断要点】

1. 好发人群

本病好发于 20 ~ 40 岁青中年男性。部分患者发病前有上呼吸道感染史。

2. 肾损害表现

多数患者临床呈急进性肾炎综合征表现，病理检查为新月体肾炎 I 型（详见第二章"急进性肾小球肾炎"）；极少数患者临床表现轻，呈现不同程度的血尿及蛋白尿，病理检查为局灶性增生性肾小球肾炎或轻度系膜增生性肾小球肾炎，伴或不伴小新月体。免疫荧光检查均可见 IgG 及补体 C3 沿肾小球基底膜（乃至肾小管基底膜）呈线样沉积。

3. 肺损害表现

约 3/4 病例肺损害早于肾损害或与肾损害同时出现。肺损害的症状轻重不一，轻者仅痰中带血或少量咯血，重者可出现致命性大咯血，导致窒息死亡。胸部 X 线平片或 CT 检查可见广泛的肺泡出血影像（从肺门向两侧中肺野分布的阴影，形似蝶翼）。

4. 其他表现

常出现与咯血程度及肾功能损害程度不平行的中、重度贫血，检验证实为小细胞低色素性贫血，与铁于肺中沉积相关。另外，还常出现程度不等的发热，为肺泡出血造成的"吸收热"。

5. 血清抗 GBM 抗体

呈阳性结果，但其滴度与肾、肺损害程度不一定相关。

只有上述肾损害、肺损害与血清抗 GBM 抗体均存在时，本病诊断才能成立。

【治疗原则】

本病常为肾脏内科的急重疾病，应尽早开始治疗，治疗及时与否与疾病转归密切相关。对于高度疑诊的病人，在进行检查期间即可开始足量糖皮质激素治疗；而疾病确诊后，更应尽早开始进行血浆置换等强化治疗。

1. 强化治疗

肺出血－肾炎综合征患者必须进行强化血浆置换治疗，而且治疗初还可配合给予甲泼尼龙冲击。强化治疗必须与基础治疗（详见下述）相结合进行。

（1）强化血浆置换治疗　用离心或膜分离技术分离并弃去患者血浆，用正常人血浆或者血浆与血浆制品（如白蛋白）置换患者血浆，每次 2 ~ 4L，每日或隔日一次，直至患者血清抗 GBM 抗体消失，患者病情好转，一般需置换 10 次以上。

另外，也可用双重血浆置换治疗或免疫吸附治疗来替代血浆置换治疗，可以避免需要大量献血者血浆（或血浆制品）的弊端。但是双重血浆置换能移除大分子凝血因子，多次应用可能造成凝血障碍，不利于肺咯血的止血治疗，这需要注意（参阅第二章"急进性肾小球肾炎"）。

（2）甲泼尼龙冲击治疗　每次 0.5~1g 静脉滴注，每日或隔日一次，3 次为一疗程，病情需要时间歇 3~7 天后可行下一疗程，共 1~3 疗程。

2. 基础治疗

一般用糖皮质激素（常用泼尼松或泼尼松龙，始量每日 1mg/kg）联合环磷酰胺做基础治疗，与强化治疗相配合，能更好地抑制免疫 - 炎症反应及抗 GBM 抗体生成。治疗方案可参阅第二章"急进性肾小球肾炎"。

3. 维持治疗

治疗后病情一旦缓解，则很少复发，因此此病不推荐进行长期维持性免疫抑制治疗。

4. 肾脏替代治疗

（1）透析治疗　病初急性肾衰竭达到透析指征时，可进行透析治疗（血液透析或腹膜透析）来清除体内蓄积的尿毒症毒素，纠正机体水、电解质及酸碱平衡紊乱，维持生命以赢得治疗时间（参阅第五十五章"急性肾损伤"）。如果肾脏疾病无法缓解，已进展至终末期肾衰竭时，也可以用维持性血液透析或腹膜透析来长期维持生命（详见附录一"血液透析治疗"及附录二"腹膜透析治疗"）。

（2）肾移植　终末期肾衰竭患者如准备进行肾移植治疗，需要在抗 GBM 抗体转阴半年后再进行，以免移植肾受血清中残留抗体攻击而诱发移植肾新月体肾炎，再次丧失肾功能。

第十九章 乙型肝炎病毒相关性肾炎

乙型肝炎病毒相关性肾炎，是乙型肝炎病毒（HBV）感染人体后导致的肾小球疾病，为一种继发性肾小球疾病。HBV抗原诱发机体免疫反应，形成免疫复合物（包括肾小球的循环免疫复合物沉积及原位免疫复合物形成），从经典途径激活补体导致肾炎为其主要致病机制。

【诊断要点】

1. HBV感染史

有或曾有HBV感染，包括罹患HBV肝炎或者携带HBV病毒。

2. 临床表现

常出现肾病综合征，也能出现肾炎综合征，而轻者仅出现不同程度蛋白尿，伴或不伴镜下血尿（变性红细胞血尿）。疾病后期出现慢性肾功能不全。患者的临床表现与其病理类型相关。

3. 实验室检查

（1）HBV标记物　血清HBsAg、HBeAg、HBsAb、HBeAb及HBcAb中一项或数项阳性，可提示有或曾有HBV感染（曾注射乙型肝炎疫苗仅出现HBsAb者例外）。血清HBeAg、HBV DNA、DNA聚合酶及高滴度IgM型HBcAb中一项或数项阳性提示HBV复制。

（2）肝功能　异常或正常。其中血清丙氨酸氨基转移酶（ALT）增高能提示乙型肝炎活动。

（3）其他　部分患者血清类风湿因子阳性，补体C3及C4下降，提示并发混合型冷球蛋白血症可能，应做血清冷球蛋白检验。

4. 病理检查

肾病病理类型以膜性肾病最常见，也可见系膜增生性肾小球肾炎及IgA肾病。当并发的混合型冷球蛋白血症导致肾损害时，病理类型常为膜增生性肾小球肾炎。免疫荧光或免疫组化检查于肾小球内可发现HBV抗原（包括HBsAg、HBeAg及HBcAg）沉积。

HBV-GN可参考如下标准诊断：①血清HBV标记物（HBV相关抗原或抗体）阳性；②肾小球肾炎，并可除外狼疮肾炎等继发性肾小球疾病；③免疫荧光或免疫组化检查证实肾小球中有HBV抗原沉积（做此项检查时一定要设置阳性对照及阴性对照，以防误判）。

另外，HBV感染还能诱发混合型冷球蛋白血症，并继发冷球蛋白血症肾炎（详见第二十七章"冷球蛋白血症性肾小球肾炎"。

【治疗原则】

1. 抗病毒治疗

已有临床试验及荟萃分析资料显示，在有效的抗病毒治疗后，HBV-GN病情也可随之好转。故确诊 HBV – GN 的患者，如果 HBV DNA 阳性即应给予抗病毒治疗。主要治疗药物如下：

（1）核苷（酸）类药物　这类药包括拉米夫定（长期应用易发生病毒变异及耐药，若发生耐药则应及时换用其他核苷类药物）、阿德福韦酯、恩替卡韦、替比夫定及替诺福韦酯。HBV – GN 患者用药需要注意：①现已知阿德福韦酯及替诺福韦酯都有肾毒性，可引起范科尼综合征（包括诱发低磷骨病）及肾小球滤过率下降，故 HBV – GN 患者应慎用。②无论使用哪种核苷（酸）类药物，用药前都建议给患者做肾小球及肾小管功能检查，并在治疗过程中定期复查。③HBV – GN 患者出现肾功能不全时，这 5 种药均应根据肾功能状态调节用药剂量或给药间隔时间。

（2）干扰素类药物　国内专家制订的《慢性乙型肝炎特殊患者抗病毒治疗专家共识》2014 年及 2015 年的更新版，都提到用干扰素 α（IFN-α）或聚乙二醇干扰素 α（PEG IFN-α）治疗HBV – GN，但尚存争议，缺乏证据，一般不推荐应用。

抗病毒治疗现常需在传染病科医师指导下应用。

2. 免疫抑制治疗

从理论上讲，HBV – GN 有免疫机制参与致病，进行免疫抑制治疗可能有益，但是免疫抑制治疗又可能促进HBV 复制，而加重 HBV 感染，所以具有双重作用。而在实践中，虽已有应用糖皮质激素，或激素加免疫抑制剂治疗 HBV – GN 有效的临床试验及荟萃分析，但是仍缺乏高质量的循证医学证据。因此，HBV – GN 患者是否该应用免疫抑制治疗尚存争议。据目前资料，如果应用免疫抑制治疗，则下列原则可供参考：

（1）仅在 HBV 复制指标阴性及肝功能（包括 ALT）正常的患者中应用。

（2）糖皮质激素宜选用泼尼松龙；如果并用其他免疫抑制剂宜选用无肝毒性或肝毒性较小的药物。

（3）同时进行抗 HBV 药物治疗（最好在应用激素及免疫抑制剂前先启动抗 HBV治疗）。

（4）密切监测 HBV 复制指标及肝功能（包括 ALT），若 HBV 复制指标转阳或（和）肝功能出现异常，即应停止免疫抑制治疗。

3. 对症治疗

对肾病综合征患者应予利尿消肿药物、减少尿蛋白排泄药物（应用血管紧张素转换酶抑制剂或血管紧张素 AT_1 受体阻断剂）及调血脂药物治疗（参阅第五章"原发性肾病综合征"）。已出现慢性肾功能不全时，还应按慢性肾功能不全非透析疗法处理（参阅第五十七章"慢性肾衰竭"）。

第二十章　丙型肝炎病毒相关性肾炎

丙型肝炎病毒相关性肾炎（HCV-GN）是丙型肝炎病毒（HCV）感染人体后导致的肾小球疾病，为一种继发性肾小球疾病。最常见的 HCV-GN 是 HCV 感染诱发混合型冷球蛋白血症导致的肾小球肾炎，仅少数为非冷球蛋白血症性肾小球肾炎。

【诊断要点】

1. HCV 相关性冷球蛋白血症肾小球肾炎

HCV 感染常引起混合型冷球蛋白血症，即 Ⅱ 型及 Ⅲ 型冷球蛋白血症，循环中具有类风湿因子活性的 IgM（Ⅲ 型为多克隆 IgM，Ⅱ 型为单克隆 IgM）与 IgG 形成免疫复合物，沉积于肾小球，从经典途径激活补体而导致肾小球肾炎。病理表现常为膜增生性肾炎（MPGN），且冷球蛋白血症导致的 MPGN 还可能具有如下特征：光镜下在肾小球毛细血管腔常见到"假血栓"（为冷球蛋白沉积物）及单核-巨噬细胞（CD68 免疫组化染色阳性）浸润；电镜检查在冷球蛋白沉积物中见到短纤维状、管状或（和）环状亚结构（详见第二十七章"冷球蛋白血症肾炎"）。此类患者的血清抗 HCV 抗体或（和）HCV RNA 阳性，血清冷球蛋白试验阳性，且其肾脏病的临床与病理表现与混合型冷球蛋白血症所致肾小球肾炎相符。

2. HCV 相关性非冷球蛋白血症肾小球肾炎

HCV 感染诱发免疫反应，产生抗 HCV 抗体，HCV 抗原与抗体形成免疫复合物，沉积于肾小球，从经典途径激活补体系统导致肾小球肾炎。病理可呈多种表现，包括膜增生性肾炎（但无上述冷球蛋白血症肾炎的特征）、膜性肾病及其他增殖性肾炎。此类患者血清抗 HCV 抗体或（和）HCV RNA 阳性，但血清冷球蛋白试验阴性，且肾组织病理呈多种表现，也无冷球蛋白沉积的相关特征。

现在国内、外均无公认的 HCV-GN 诊断标准，仅能参考上述临床、实验室及病理表现进行诊断。而且诊断 HCV-GN 并不像诊断乙型肝炎病毒相关性肾炎（HBV-GN）那样必须在肾小球中找到病毒抗原。

【治疗原则】

1. 抗病毒治疗

（1）抗 HCV 治疗的发展经历了如下 3 个阶段。

①2011 年前：此阶段主要用聚乙二醇干扰素 α（PEG IFN-α）及利巴韦林联合治疗。此治疗用药时间长（12 个月），持续病毒学应答率低（仅 20%～60%），复发率高（约 60%）。

②2011～2015 年：随着直接作用抗病毒药（DAAs）特拉匹韦及波普瑞韦问世，开始了 DAA 类药与上述 PEG IFN-α 及利巴韦林联合的三联治疗。此治疗仅适用于基因 1 型的 HCV 感染，它的确提高了持续病毒学应答率（达 65%～70%），但是治疗用药时间仍长（48 周），不良事件发生率高。

③2015 年后：随着大量新的 DAAs 问世（目前至少已有 20 余个药物），HCV 感染

治疗已进入了 DAAs 联合用药，而不再应用 PEG IFN-α 及利巴韦林的崭新时代。现在已有不少于两个或三个 DAAs 配伍的复方制剂上市，这些药物现已能覆盖全部基因型（即基因型 1~6）的 HCV 感染，仅需用药 12 周，持续性病毒学应答率达到≥95%，且不良反应少。

（2）抗 HCV 治疗的方案可以参考 2018 年"国际肾脏病：改善全球预后"组织（KDIGO）制订的《慢性肾脏病患者丙型肝炎预防、诊断、评价和治疗指南》的推荐意见进行。主要内容如下：

①治疗药物要根据 HCV 基因型（及亚型）、病毒载量、既往治疗史、药物-药物相互作用及肾小球滤过率等因素进行选择。

②慢性肾脏病（CKD）1~3b 期，即估算肾小球滤过率（eGFR）≥30ml/（min·1.73m^2）的患者，建议采用如下两个 DAAs 联合治疗方案：针对 1~6 型 HCV 感染，均可采用格卡瑞韦与哌仑他韦的复方制剂；针对基因 1a、1b 及 4 型 HCV 感染，还可采用索非布韦与雷迪帕韦、达拉他韦或司美匹韦的复方制剂。这两个复制剂中的 6 种 DAAs 药物在 eGFR）≥30ml/（min·1.73m^2）时均无需调节剂量。

③CKD 4~5 期，即 eGFR<30ml/（min·1.73m^2）的患者（包括透析患者），建议采用如下两个 DAAs 联合治疗方案：针对 1~6 型 HCV 感染均可采用格卡瑞韦及哌仑他韦的复方制剂；针对 1a、1b 及 4 型 HCV 感染，还能采用格拉瑞韦及艾尔巴韦的复方制剂。这两个复方制剂中的 4 种 DAAs 药物肾脏排泄率均≤1%，在 eGFR<30ml/（min·1.73m^2）时均无需调节剂量。

HCV-GN 患者的抗 HCV 治疗应在传染病科医师指导下进行。

2. 免疫抑制治疗

HCV-GN，尤其由混合性冷球蛋白血症导致者，常需进行免疫抑制剂治疗。不过，近年高效抗 HCV 药物 DAAs 问世后，一般皆先用 DAAs 复方制剂行抗 HCV 治疗，疗程结束已出现持续性病毒学应答，而冷球蛋白血症和（或）肾炎仍未缓解时，才开始免疫抑制治疗。

但是，如果患者的冷球蛋白血症血管炎严重（肾外重要器官受累）或（和）肾炎严重（出现肾病综合征或肾功能急剧减退）时，仍可在实施抗 HCV 治疗的同时，给予免疫抑制治疗，包括传统的糖皮质激素及免疫抑制剂治疗、利妥昔单抗治疗（2018 年 KDIGO《指南》推荐将此作为第一线治疗）、甲泼尼龙冲击治疗及血浆置换治疗等（参阅第二十七章"冷球蛋白血症性肾小球肾炎"）。在应用上述免疫抑制治疗时，需要密切观察药物副作用，尤其是 HCV 感染恶化及肝损害。

3. 对症治疗

针对肾病综合征应予利尿消肿、减少尿蛋白排泄及调节血脂药物治疗（参阅第五章"原发性肾病综合征"）。针对肾性高血压应予降压药物治疗，常用血管紧张素转换酶抑制剂（ACEI）或血管紧张素 AT$_1$ 受体阻断剂（ARB）配合利尿剂或（和）钙通道阻滞剂联合治疗（详见第二十八章"良性高血压肾硬化症"）。已出现慢性肾功能不全时，还应按慢性肾功能不全非透析疗法处理（参阅第五十七章"慢性肾衰竭"）。

第二十一章　肾综合征出血热

　　肾综合征出血热（HFRS），又称流行性出血热（EHF），是由汉坦病毒感染引起的急性自然疫源性疾病。储存宿主和传染源为啮齿类动物，我国主要为黑线姬鼠和褐家鼠。病毒可随鼠的尿、粪、唾液及血液排出体外，人可经呼吸道、消化道或皮肤接触污染物时被感染。HFRS 的主要临床表现是发热、出血和急性肾衰竭。

【诊断要点】

1. 临床疾病过程

　　疾病的典型临床过程包括如下 5 期：发热期、低血压期、少尿期、多尿期和恢复期。

　　（1）发热期　于 1~2 周潜伏期后出现。患者常突发高热，体温常达 39~40℃，热型为弛张热或稽留热，伴或不伴寒战。而且还常出现"三痛"（头痛、腰痛和眼眶痛）和"三红"（颜面、颈部和上胸部皮肤显著充血、潮红，似醉酒貌）等特征性表现。此期常持续 3~7 天。

　　（2）低血压期　患者在发热期或体温恢复正常后出现低血压。在体温恢复正常后出现低血压，即"感染症状"好转后病情反而加重，是本病的一个特征性表现。严重低血压患者可出现休克。低血压期一般持续 1~3 天。

　　（3）少尿期　此期为疾病的极期。患者尿量减少，出现少（无）尿性急性肾衰竭。由于少尿或无尿，加之发热期及低血压期外渗到组织间隙的液体返回血管，因此此期很易出现高血容量（尤其在补液偏多时），诱发肺水肿。另外，此期出血表现也最重。少尿期一般持续 1~4 天。

　　（4）多尿期　少尿期过后，患者尿量增多，进入多尿期（尿量超过 1000ml/d 即表明进入多尿期），患者尿量可达 4000~6000ml/d，甚至更多。在进入多尿期 3~5 日后，患者血清肌酐开始下降。多尿期一般持续数日至数周左右。

　　（5）恢复期　此期患者尿量及肾功能逐渐恢复正常。多数患者肾功能可完全恢复正常，而少数重症患者可遗留慢性肾功能不全。此期病程约 1~2 个月。

　　患者临床表现差异很大，重症患者第 2、3 期常重叠，而轻症患者可以仅出现 1~2 天发热及一过性轻度肾功能损害。一般而言，野鼠（如黑线姬鼠）传播的 HFRS 表现常重，疾病过程常典型，而家鼠（如褐家鼠）传播者表现常较轻且不典型。

2. 脏器损害表现

　　（1）血液系统表现　患者在极期时常有明显出血表现，例如皮肤出血点、瘀斑，鼻出血，咯血，呕血，黑便，以及血尿等。化验可见血小板明显减少，凝血及纤溶系统异常，严重时出现弥漫性血管内凝血（DIC）。

　　（2）肾脏受累表现　可以从发热期就出现尿液检测异常，而少尿期时肾损害最严重。患者呈现蛋白尿、血尿、白细胞尿及管型尿。约 25% 患者出现大量蛋白尿（≥3.5g/d）。肾小管和肾小球功能常出现不同程度损害（前者常呈现为尿 α_1 – 微球蛋白增高，尿渗透压减低等；后者则表现为肾小球滤过率下降，血清肌酐增高），约 20% ~ 40% 患者出现急性肾衰竭，需要透析治疗。

肾脏病理显示本病主要累及肾脏小血管、肾小管及肾间质。可以见到小血管内皮细胞肿胀、毛细血管壁纤维素样坏死及管腔内微血栓形成；肾小管变性、坏死；肾间质水肿、出血及炎症细胞浸润。另外，部分患者病变也能累及肾小球，但病变常较轻，表现为轻度系膜细胞及基质增加，及免疫球蛋白及补体 C3 于系膜区沉积等。

3. 病毒血清学检验

血清抗汉坦病毒 IgM 抗体 1：20 阳性，或 1 周内血清抗汉坦病毒 IgG 抗体浓度上升 4 倍，即具有诊断意义。

【治疗原则】

现将各期治疗的重点简介如下：

1. 发热期

此期以抗病毒及减轻高热中毒症状作为治疗重点。

（1）抗病毒治疗　可用利巴韦林或（和）干扰素进行治疗。抗病毒治疗要尽早实施，越早越好。

（2）糖皮质激素治疗　仅适用于高热中毒症状重者，将氢化可的松 100 ~ 300mg/d 溶于葡萄糖液中静脉滴注，连续应用 3 日。

2. 低血压期

此期以抗休克及纠正酸中毒作为治疗重点。

（1）扩血容量治疗　适当补液，包括补充胶体液（血浆、白蛋白等）。不补充胶体液低血容量及低血压常难纠正。

（2）应用血管活性药物　根据病情选用血管收缩药物或（和）血管扩张药物，维持血压。

（3）纠正酸中毒　休克伴代谢性酸中毒时可予 5% 碳酸氢钠静脉滴注治疗。

3. 少尿期

此期为疾病极期，应积极治疗急性肾衰竭并纠正严重出血倾向。

（1）急性肾衰竭治疗　达到急性肾衰竭的透析治疗指征时应尽早进行透析（详见第五十五章"急性肾损伤"），以排除尿毒素，矫正水、电解质及酸碱平衡紊乱，维持生命，赢得治疗时间。

（2）出血治疗　血小板降低明显者应输注血小板悬液；有明显凝血、纤溶障碍者可输注新鲜血浆。出现 DIC 时应按照 DIC 治疗原则处理。

4. 多尿期

此期应将防治水、电解质及酸碱平衡紊乱及防治继发感染作为重点。

（1）防治水、电解质及酸碱平衡紊乱　尤其注意防治脱水及低血钾。

（2）防治继发感染　此期患者常免疫力低下，易于出现继发感染，需积极防治。感染一旦发生，要尽量避免应用有肾毒性的抗感染药物。

肾功能常在多尿期后 3~5 日才开始恢复，故肾功能没有充分恢复前，不要过早停止透析治疗。

5. 恢复期

无需特殊治疗，但需定期检验肾功能（包括肾小球功能及肾小管功能）观察恢复情况。少数高龄、重症患者最后可遗留不同程度的肾功能损害，转换为慢性肾脏病。

第二十二章 糖尿病肾病

糖尿病肾病（DN）又称糖尿病肾脏病（DKD），指糖尿病导致的肾脏疾病，属于继发性肾脏病。当今随着糖尿病患病率的日益增高，DN 的患病率也在显著上升，在欧美发达国家早已成为导致终末期肾病（ESRD）的首位原因，在我国仅次于慢性肾小球肾炎，是导致 ESRD 的第二位疾病。因此对 DN 的防治应给予高度重视。

【诊断要点】

1. 诊断标准与分期

（1）1 型糖尿病肾病　1983 年 Mogensen 等提出将 1 型糖尿病的肾损害分成如下 5 期：

Ⅰ期，肾小球高滤过期：肾小球滤过率（GFR）增高，血糖控制后可以恢复。肾脏病理检查仅见肾小球肥大，无肾小球基底膜增厚及系膜基质增多（系膜区增宽）的器质性病变。

Ⅱ期，正常白蛋白尿期：平时尿白蛋白量正常，应激状态下（运动、发热等）尿白蛋白排泄增多，出现微量白蛋白尿（尿白蛋白/肌酐比值达 30～300mg/g，或尿白蛋白排泄率达 20～200μg/min）。肾脏病理检查已可见肾小球基底膜增厚及系膜基质增多。

Ⅲ期，持续微量白蛋白尿期：又称为早期糖尿病肾病期。呈现持续性微量白蛋白尿，GFR 开始下降。肾脏病理检查肾小球基底膜增厚及系膜基质增多更明显，并可出现肾小球结节样病变和入、出球小动脉玻璃样变。

Ⅳ期，临床糖尿病肾病期：尿常规化验尿蛋白阳性为进入此期标志。常于 3～4 年内发展至大量蛋白尿（≥3.5g/d），临床出现肾病综合征。此期 GFR 持续下降，血清肌酐开始增高。肾脏病理检查呈现弥漫性糖尿病肾小球硬化症或结节性糖尿病肾小球硬化症的典型表现，并伴随出现不同程度的肾间质纤维化及肾小管萎缩。

Ⅴ期，肾衰竭期：GFR＜15ml/min，出现尿毒症症状，但是不少患者在相当长一段时间内仍保持大量蛋白尿及肾病综合征，而且肾脏影像学检查肾脏体积无明显缩小。

1 型糖尿病的上述肾损害约 5 年进展一期。Ⅰ期为功能改变期，将血糖严格控制达标后，病变可完全逆转。Ⅱ及Ⅲ期已开始有肾小球基底膜增厚及系膜基质增多的病理改变，即已有器质性病变，已难完全逆转，但是Ⅱ及Ⅲ期仍是防止肾损害进展的关键时期。近代一些大样本随机对照临床试验已观察到，积极控制血糖，并应用血管紧张素转换酶抑制剂（ACEI）或血管紧张素 AT₁ 受体阻断剂（ARB）治疗后，此阶段患者的尿白蛋白可显著减少，甚或消失。所以这Ⅰ～Ⅲ期是防治糖尿病肾损害进展的关键时期。

（2）2 型糖尿病肾病　2 型糖尿病肾损害目前并无公认的临床－病理分期标准，但其临床疾病进展过程仍为：肾小球高滤过（GFR 增高）→白蛋白尿（尿白蛋白排泄量检测显示增多）→蛋白尿（干化学法检测尿蛋白阳性），→大量蛋白尿（尿蛋白定量＞3.5g/d）及肾功能损害（GFR 下降，血清肌酐升高）→肾衰竭（GFR＜15ml/min），与其他病因的慢性肾脏病（CKD）不同的是，DN 患者在肾衰竭之初仍常有大量蛋白尿。

2 型糖尿病肾损害的进展过程虽与 1 型糖尿病相似，但是也存在如下显著区别：①2 型糖尿病及其肾损害的准确发病时间常难判断：2 型糖尿病起病隐匿，若不定期做健康体检及化验，常无法准确判断其发病时间。同样，若医师不给 2 型糖尿病患者定期检验 GFR 及尿白蛋白排泄，也无法及时发现其早期肾损害。②2 型糖尿病比 1 型糖尿病肾损害进展快：2 型糖尿病常发生于中老年患者，肾脏已有老年性退行性变，且患者常伴随肥胖、高血压、高脂血症、高尿酸血症等具有胰岛素抵抗的疾病，这些疾病均能与糖尿病一起损害肾脏，所以 2 型糖尿病的肾损害进展速度比 1 型糖尿病快。一般而言，2 型糖尿病患病 10 年左右，即可能出现蛋白尿。

此外，糖尿病视网膜病变与 DN 同为糖尿病的微血管并发症，当糖尿病患者出现肾损害时，也常会出现视网膜病变。所以，无论 1 型或 2 型糖尿病患者均应定期进行眼底检查，若眼底出现糖尿病视网膜病变，尤其是增殖期病变时，能更支持 DN 的临床诊断。

2. 鉴别诊断

糖尿病患者出现肾损害时未必都是 DN，若存在下列情况，则可能为糖尿病合并其他肾脏病，并非 DN：①糖尿病病史短；②血尿突出（包括肉眼血尿及明显的镜下血尿）；③无或仅少量尿蛋白即出现慢性肾功能不全（这常为与 2 型糖尿病并存的高血压导致的肾损害）；④肾病综合征出现快或出现数年肾功能仍正常（前者常见于中老年发病的微小病变型肾病，后者常见于中老年好发的特发性膜性肾病，它们与 2 型糖尿病并存时，均需与 DN 鉴别）；⑤肾功能急剧坏转，乃至出现急性肾衰竭；⑥眼底检查未见糖尿病视网膜病变。

临床上，若对肾损害性质鉴别困难时（这常见于 2 型糖尿病患者），应及时进行肾穿刺病理检查。DN 的病理诊断可参考 2010 年国际肾脏病理学会制定的《糖尿病肾病病理分期》标准进行。

【治疗原则】

1. 饮食治疗

从进入临床 DN 期开始，蛋白质入量即应减少为 $0.8g/(kg \cdot d)$；从 GFR 下降开始，即应实施低蛋白饮食，即蛋白质入量 $0.6g/(kg \cdot d)$，应以优质蛋白（如动物蛋白）为主，并可适当补充 α - 酮酸制剂，剂量 $0.12g/(kg \cdot d)$。

在进行上述饮食治疗时，热卡摄入量需维持于 $30 \sim 35kcal/(kg \cdot d)$，但是肥胖的 2 型糖尿病病人热量需酌情减少（每天的热量摄入可比上述推荐量减少 250～500kcal），直至达到标准体重。

由于患者蛋白质入量（仅能占总热量的 10% 左右）及脂肪入量（仅能占总热量的 30% 左右）均被限制，故所缺热量往往只能以碳水化合物补充，必要时应注射胰岛素保证碳水化合物的摄入和利用。

2. 降低血糖治疗

（1）胰岛素　中晚期 DN 患者常需要用胰岛素控制血糖。肾功能不全时，胰岛素降解减少，体内胰岛素常蓄积，而需要减少胰岛素用量；但是少数患者却因尿毒素作用，发生胰岛素抵抗，而需要增加胰岛素用量。所以，肾功能不全患者应用胰岛素需要仔细观察血糖反应，实时调整用量，对于并发心血管疾病的患者，尤需小心避免低血糖发生。具体应用时可以参考《关于 2 型糖尿病合并慢性肾脏病患者应用胰岛素治疗的专家指导建议》。

（2）刺激胰岛 β 细胞药物　包括磺酰脲类药（格列喹酮可于 CKD 1～3b 期正常使用，其他磺脲类药从 CKD 3a 期起即需减量或禁用，以防低血糖发生），非磺酰脲类促胰岛素分泌药（瑞格列奈于 CKD 1～5 期均能正常使用，那格列奈从 3b 期需减量使用，因其具活性的代谢产物能在体内蓄积，诱发低血糖）及二肽基肽酶－4（DPP4）抑制剂。现在国内已批准 5 种 DPP4 抑制剂上市，即西格列汀、沙格列汀、维格列汀、利格列汀及阿格列汀，只有利格列汀在 CKD 1～5 期均能正常使用，而其他 DPP4 抑制剂在 GFR <50ml/min 时均需减量使用。

（3）胰岛素增敏剂　包括双胍类药（二甲双胍于 CKD 3a 期需减量使用，3b 期起禁用，以防乳酸酸中毒）及噻唑烷二酮类药（吡格列酮具有液体潴留不良反应，CKD 3b 期以后患者需慎用，尤其是合并心力衰竭时）。

（4）α－葡萄糖苷酶抑制剂　如阿卡波糖及伏格列波糖（CKD 4 期及 5 期应避免使用）。

（5）胰高血糖素样肽－1（GLP－1）受体激动剂　国内、外现已有 4 种短效注射液被批准治疗 2 型糖尿病，即艾塞那肽、利拉鲁肽、利司那肽及贝那鲁肽；另有 5 种长效注射液也被批准上市，即司美鲁肽、杜拉鲁肽、阿必鲁肽、洛塞那肽及艾塞那肽微球剂。2019 年国外还上市了司美鲁肽片剂，这是全球首个 GLP－1 受体激动剂口服药。

据各药的药物说明书及英国 2019 年出版的《The Renal Drug Handbook》（第 5 版）介绍，艾塞那肽及利司那肽从 CKD 4 期起、利拉鲁肽从 CKD 5 期起即不宜使用；洛塞那肽在 CKD 3 期可减量使用，从 CKD 4 期起应避免应用；司美鲁肽、杜拉鲁肽及阿必鲁肽于肾功能受损时无需调整剂量，但是它们在 CKD 4、5 期中的应用仍缺经验，需要谨慎。

（6）钠－葡萄糖协同转运蛋白 2（SGLT2）抑制剂　这是治疗 2 型糖尿病的一类新药，通过选择性地抑制近端肾小管 S1 段葡萄糖重吸收，增加尿糖排泄，而降低血糖。国际上现已批准 7 种 SGLT2 抑制剂治疗 2 型糖尿病，国内目前仅有达格列净、恩格列净及卡格列净 3 种。

据《The Renal Drug Handbook》（第 5 版）介绍，达格列净从 CKD 3a 期起应避免使用，恩格列净及卡格列净在 CKD 3a 期时可减量使用，但从 CKD 3b 期起应避免使用。

2 型糖尿病的肥胖患者在选用降糖药物时，药物对体重的影响也应考虑。在上述药物中，二甲双胍、SGLT2 抑制剂及 GLP－1 受体激动剂均有减肥作用，而胰岛素及噻唑烷二酮类药能够增加体重。

血糖控制标准为空腹血糖 <6.1mmol/L，餐后 2h 血糖 <8.0mmol/L，以及糖化血红蛋白 <7%。肾功能受损患者的糖化血红蛋白达标值可适度放宽。

3. 减少尿（白）蛋白治疗

（1）血管紧张素转换酶抑制剂（ACEI）或血管紧张素 AT_1 受体阻断剂（ARB）

应从出现白蛋白尿时即开始应用（无论有无高血压）。这类药物具有血压依赖性及非血压依赖性肾脏保护效应，能减少患者的（白）蛋白尿排泄，延缓 DN 进展。ACEI 及 ARB 均宜从较小剂量开始应用，能耐受者逐渐加量，减少尿（白）蛋白治疗的用量可以比降血压治疗量大（详见附录三"肾脏病常用治疗药物"）。

（2）SGLT2 抑制剂　这类药物不但能通过降血糖发挥肾脏保护作用，而且还具有降血糖以外的肾脏保护效应。它们能通过纠正糖尿病肾病患者的管球反馈失衡来降低肾小球高滤过，它们还能通过利钠作用降低血压，改善肾小球血流动力学，从而减少尿蛋白，保护肾功能。SGLT2 抑制剂现在已是治疗 DN 的一类重要药物。

4. 降低高血压治疗

应将 DN 患者血压控制达 130/80mmHg，能耐受者可以降得更低，但是老年患者的降压目标值宜酌情放宽达 140/90mmHg。一般而言，从降压治疗开始即需要联合用药，常以 ACEI 或 ARB 为基石药物，联合利尿剂或（和）双氢吡啶钙通道阻滞剂进行治疗，血压控制不满意时再加用其他降压药（详见第二十八章"良性高血压肾硬化症"）。

5. 调血脂治疗

调血脂治疗的目标值：血清总胆固醇 < 4.5mmol/L、低密度脂蛋白胆固醇 < 2.5mmol/L、高密度脂蛋白胆固醇 > 1.1mmol/L、甘油三酯 < 1.5mmol/L。如以胆固醇增高为主，宜用他汀类降脂药；以甘油三酯升高为主可选择贝特类降脂药（详见附录三"肾脏病常用治疗药物"）。

6. 利尿消肿治疗

DN 患者的水肿可参阅第五章"原发性肾病综合征"的利尿消肿治疗方案进行。

7. 肾脏替代治疗

DN 慢性肾衰竭患者进行肾脏替代治疗应比非 DN 患者早，如下指征可供参考：血清肌酐 > 530μmol/L（6mg/dl）或（和）GFR < 15～20ml/min。肾脏替代疗法可选用血液透析或腹膜透析，有条件的患者还可做肾移植或胰－肾联合移植。

综上所述，对不同分期的 DN 患者治疗重点应有所不同。Ⅰ期患者应着重控制血糖，在血糖稳定达标后 GFR 常可恢复正常；Ⅱ及Ⅲ期患者除继续控制好血糖并优先选用 SGLT2 抑制剂（因其尚有降血糖以外的肾脏保护作用）治疗外，无论有无高血压，均应给予 ACEI 或 ARB 来减少尿白蛋白排泄和延缓肾损害进展；Ⅳ期患者除继续上述治疗外，要积极给予降压、调脂及利尿消肿治疗；Ⅴ期患者除延续Ⅳ期治疗外，在达到肾脏替代治疗指征时要及时进行透析或肾移植治疗，并认真控制慢性肾衰竭的各种并发症（详见第五十七章"慢性肾衰竭"）。

第二十三章　高尿酸血症肾病

高尿酸血症肾病又称尿酸肾病，是由嘌呤代谢紊乱致血尿酸浓度增高，尿酸及其盐类沉积于肾脏导致的疾病，包括急性尿酸肾病及慢性尿酸肾病，它们均属于继发性肾脏病。

【诊断要点】

1. 高尿酸血症

血清尿酸浓度升高（男性 $> 420\mu mol/L$，女性 $> 360\mu mol/L$），即为高尿酸血症。高尿酸血症可无临床症状，也可诱发痛风性关节炎及高尿酸血症肾病，近代研究显示它还可诱发高血压及其他心血管疾病。

2. 急性高尿酸血症肾病

（1）临床表现　常在恶性实体瘤或血液系统肿瘤进行化疗或放疗时发生。这是因为瘤细胞大量破坏，核酸分解，诱发急性高尿酸血症，尿酸从肾小球滤过，于肾小管及集合管内形成结晶，堵塞肾小管（即肾内梗阻）而发病。临床上出现少尿（或无尿）性急性肾衰竭。尿中出现大量尿酸（盐）结晶。

（2）病理表现　肾组织病理检查于肾小管尤其是集合管管腔内可见大量尿酸（盐）结晶，充填堵塞管腔，且伴肾小管上皮急性损害。

急性高尿酸血症肾病常根据病史及临床表现即能明确诊断。

3. 慢性高尿酸血症肾病

（1）临床表现　常在长期慢性高尿酸血症基础上发生。起病隐匿，早期仅表现为夜尿增多，尿渗透压及比重降低，可有少量蛋白尿，有或无轻度镜下血尿。常伴随中度高血压，晚期出现慢性肾功能不全。

（2）病理表现　肾活检组织病理检查呈现慢性间质性肾炎改变，以肾髓质部位最显著。如果肾组织以酒精固定（常规固定方法可使尿酸及尿酸盐在制片过程中溶解消失）还能在肾间质及肾小管腔见到尿酸（盐）结晶（放射状的针形结晶），此结晶周围常出现细胞反应。

慢性尿酸肾病常需结合病史、临床表现及病理检查才能确诊。

【治疗原则】

1. 急性高尿酸血症肾病

应以预防为主。尤其对高危患者（例如原有高尿酸血症的患者，呈现高肿瘤负荷的血液系统恶性病患者，及拟行大剂量化疗的患者等）更应积极预防，包括：①服用抑制尿酸合成药物：在化疗前两天开始服用别嘌醇或非布司他；②水化治疗：通过输液及饮水，使每日尿量达到 $3000ml/m^2$ 以上；③碱化尿液。并在化疗过程中，监测血尿酸及肾功能变化。一旦急性高尿酸血症肾病发生，患者出现少（无）尿性急性肾衰竭，就应及时给予透析治疗，以赢得治疗时间，使急性高尿酸血症肾病恢复。

2. 慢性高尿酸血症肾病

积极治疗高尿酸血症使血尿酸恢复正常，是防治慢性高尿酸血症肾病的最重要措施，这包括药物治疗及饮食治疗。而在高尿酸血症未能很好控制前，还应通过多饮水及碱化尿液来防止尿酸（盐）沉积肾脏。

（1）饮食治疗　①避免摄入高嘌呤食物。如动物内脏、动物肉及肉汤、海鲜、芦笋、香菇、豆类（如黑豆、绿豆、红豆及扁豆等）及花生，以减少尿酸（盐）的来源；另外，进食肉类食物多，尿液呈酸性，尿酸（盐）易于沉积，对疾病不利。②戒酒：酒精可使血乳酸量增高，对肾小管排泄尿酸（盐）有竞争性抑制作用；另外，啤酒因嘌呤含量高，更不宜饮用。

（2）降尿酸药物治疗

①促进尿酸排泄：通过抑制肾小管对尿酸再吸收促进尿酸从尿中排泄，此类药包括苯溴马隆、丙磺舒及磺吡酮，后二药现已很少应用。另外，氯沙坦也有一定的排尿酸作用，适用于高血压并高尿酸血症的治疗。服用这类药物时需要碱化尿液，并保持足够尿量，以防止尿路尿酸结石形成；而已有尿路尿酸结石的患者，禁用促尿酸排泄药物。苯溴马隆在肾小球滤过率（GFR）<60ml/min 时要减少用量，GFR<20ml/min 时应避免使用。

②抑制尿酸合成：该类药物包括别嘌醇及非布司他，通过抑制黄嘌呤氧化酶而减少尿酸合成。从 20 世纪 60 年代即开始用别嘌醇治疗高尿酸血症，疗效肯定，其副作用包括过敏反应（从一般药疹至严重的中毒性表皮坏死松解症）、胃肠道不适、外周血白细胞减少及肝功能损害等。近 10 余年来研究发现，亚洲人群（包括我国汉族）的别嘌醇严重皮肤反应与 HLA-B*5801 基因型密切相关，因此提倡服药前给患者进行此基因型检查，阴性者方可安全服用。应用非布司他治疗高尿酸血症才十余年历史，其抑制尿酸合成作用较别嘌醇强，疗效肯定。其副作用比较少见，包括过敏反应（从一般药疹至严重的药物超敏反应综合征）、胃肠道不适及肝损害。别嘌醇在 GFR<50ml/min 时需要减少用量，而非布司他在 GFR<30ml/min 也需要减少用量。

③氧化尿酸：人类无尿酸（盐）氧化酶，故不能氧化尿酸生成水溶性的尿囊素。给予基因重组的尿酸氧化酶如拉布立酶，即可将尿酸氧化成尿囊素，随尿排出体外，从而降低血尿酸浓度。具有葡萄糖-6-磷酸脱氢酶（G-6-PD）缺乏症的患者禁用此药，否则会引起严重溶血；另外，约 0.6% 的患者用药后可能出现严重过敏反应，对此应予警惕，过敏体质者慎用。此药在肾功能衰竭及血液净化治疗时均不需调整剂量。

除应用上述药物治疗外，能够抑制尿酸排泄的药物如袢利尿剂及噻嗪类利尿剂等也应尽量避免使用。

（3）水化治疗　鼓励患者多饮水，每日饮水 2000～4000ml，并且睡前也饮水，维持每日尿量 2000ml 以上，以利于尿酸（盐）排出，防止尿酸（盐）结晶形成及沉积肾脏。

（4）碱化尿液　尿 pH 值升高可以增加尿酸（盐）的溶解度，利于防止尿酸（盐）在肾脏沉积，并能使已形成的尿酸（盐）结晶溶解。常用药物为碳酸氢钠或枸橼酸合剂，以维持尿液 pH 值于 6.2～6.8 为适宜，过分碱化尿液（pH>7.0）则有形成钙盐结石的危险。

如果慢性高尿酸血症肾病已进展至慢性肾功能不全，还应参照慢性肾功能不全的保守治疗方案给予治疗（参阅第五十七章"慢性肾衰竭"）；若已进展至终末期肾衰竭，则需进行维持性透析治疗（详阅附录一"血液透析治疗"及附录二"腹膜透析治疗"）。

第二十四章 肥胖相关性肾小球病

肥胖相关性肾小球病（ORG）是肥胖导致的以肾小球肥大和不同程度蛋白尿为主要表现的慢性肾脏病，属于继发性肾小球疾病。据病理表现此病又能分为"肥胖相关性肾小球肥大症"（OB-GM）及"肥胖相关性局灶节段性肾小球硬化症"（OB-FSGS）两型。

【诊断要点】

1. 患者肥胖，体重指数常超过 $28kg/m^2$，而且常为腹型肥胖，腰围男性超过 90cm，女性超过 85cm。但是有些体重指数仅在超重范围（$24 \sim 28kg/m^2$）的腹型肥胖患者，也可能发生肥胖相关性肾小球病。

2. 本病以蛋白尿为主要表现。OB-GM 早期呈现微量白蛋白尿（尿白蛋白/肌酐比值达 $30 \sim 300mg/g$，或尿白蛋白排泄率达 $20 \sim 200\mu g/min$），而后出现蛋白尿，并逐渐进展成大量蛋白尿（尿蛋白 >3.5g/d）。OB-FSGS 常呈现中、大量蛋白尿。

3. 本病出现大量蛋白尿时，极少发生低白蛋白血症及肾病综合征。

4. 仅不到20%的患者具有镜下血尿（变形红细胞血尿），不出现肉眼血尿。

5. OB-GM 患者早期肾小球滤过率常增高，而 OB-FSGS 患者肾小球滤过率往往降低，而后血清肌酐逐渐增高，最终进入终末期肾衰竭，不过，本病肾功能减退的速度慢。

6. OB-GM 患者病理检查可见肾小球普遍肥大，而 OB-FSGS 患者在肾小球普遍肥大基础上，出现了肾小球局灶性节段性硬化病变。

符合上述表现并能排除其他肾脏疾病时，才能诊断 ORG，而肾穿刺病理检查在本病确诊及分型上具有重要意义。

【治疗原则】

本病必须以减轻体重为中心，进行综合治疗。

1. 减轻体重治疗

（1）改变不良生活习惯 减少饮食热量摄入，并增加体力活动，最好能在相关专业医师指导下进行。

（2）药物减肥 上述治疗无效时才考虑应用，并且需与控制饮食及增加体力活动配合。现在被美国食品药品管理局（FDA）批准的减肥药物有如下5种。

①奥利司他：此药 1999 年被 FDA 批准作为减肥药上市，2001 年进入我国，2005 年被我国批准成为非处方药类（OCT）。奥利司他能抑制胃脂肪酶和小肠腔内的胰脂肪酶，减少脂肪吸收，从而达到减重的目的。此药的不良反应有胃肠不适、脂肪泻及致脂溶性维生素缺乏（长期服用时需要补充此类维生素），并偶尔引起严重肝损害或过敏反应。肾功能受损时此药不必调整剂量。

②氯卡色林：2012 年被 FDA 批准作为减肥药上市。此药是选择性 5-羟色胺 2C 受体激动剂，它能通过刺激下丘脑摄食中枢的 5-羟色胺 2C 受体而抑制食欲，减少食物

摄入从而减重。此药的常见副作用为头痛、头晕、疲乏、恶心、口干及便秘，少数人可出现情绪低落及抑郁。妊娠禁用。轻至中度肾损害（GFR > 30ml/min）时此药不必调整剂量，而重度肾损害（GFR < 30ml/min）及终末期肾脏病患者不宜使用此药。

③Qsynia：是芬特明（又名苯丁胺）和托吡酯的复方缓释剂，于 2012 年被 FDA 批准作为减肥药上市。文献报道，Qsynia 的不良反应有睡眠、认知及情感障碍，自杀倾向，以及急性闭角性青光眼，而且此药对胎儿及新生儿有致畸作用，故孕妇及哺乳妇女应禁服。

④Contrave：是纳曲酮和安非他酮的复方缓释剂，于 2014 年被美国 FDA 批准作为减肥药上市。Contrave 的不良反应似较轻，多为恶心、呕吐、便秘、头晕及头痛，但是此药，尤其用量较大时可能升高血压及诱发癫痫，故高血压控制不佳的患者及癫痫患者不宜服用此药。

目前 Qsynia 及 Contrave 在国内尚未上市，国内医师尚缺乏用药经验，将来进入中国使用时，医师对它们的不良反应一定要提高认识及警惕。

⑤利拉鲁肽：2009 年被欧洲药品评价署批准作为降糖药上市，2014 年被 FDA 批准作为减肥药，此药已于 2011 年进入我国。利拉鲁肽作用于下丘脑摄食中枢，增加下丘脑的饱食信号，减少食欲而减重。此药副作用较轻，主要为恶心等胃肠反应。GFR < 15ml/min 不宜使用。

需告知患者切不可自行随意服用"减肥药"，包括不明成分的减肥中草药。20 世纪 70 年代以来，不少曾被批准应用于临床的减肥药，因为严重不良反应已先后被药监部门责令停用，它们包括：芬氟拉明及右旋芬氟拉明（1997 年），盐酸苯丙醇胺（2000 年），麻黄碱（2004 年），利莫那班（2008 年）及西布曲明（2010 年）。

（3）外科手术及介入治疗　极度肥胖且上述各种减重治疗无效的患者，才考虑行胃肠道手术（包括腹腔镜手术）。此外，近年还有医师应用导管介入行胃左动脉栓塞治疗。

2. 血管紧张素 II 受体阻断药治疗

ORG 可考虑用血管紧张素转化酶抑制剂（ACEI）或血管紧张素 AT_1 受体阻断剂（ARB）进行治疗，伴随或不伴高血压的病人均可应用，以期减少尿蛋白排泄及延缓肾损害进展。

3. 并发症治疗

本病患者常并发代谢综合征，合并时则应对它的每个组分如高血压、糖代谢紊乱、脂代谢失调及高尿酸血症等同时进行治疗，并力争治疗达标，因为这些合并症均能加重肾脏损伤，加速本病进展。

第二十五章　多发性骨髓瘤肾病

多发性骨髓瘤（MM）是浆细胞异常增生的恶性疾病，它能引起骨质溶解破坏，抑制正常血细胞生成，并产生大量单克隆免疫球蛋白，沉积器官组织导致损害。此病最常见的严重并发症之一是骨髓瘤肾脏病（MKD），属于继发性肾脏病。

【诊断要点】

1. 易患人群

本病常见于中老年人，男性居多。

2. 多发性骨髓瘤的全身表现

（1）常见临床表现　①骨痛及病理性骨折：为常见症状，对本病有重要提示意义。X 线检查在颅骨、骨盆、肋骨、脊椎及长骨两端等处可见大小不等的圆形或椭圆形穿凿样透亮缺损，并可伴发病理性骨折。骨质溶解破坏明显时可出现高钙血症。②贫血：常出现正细胞正色素性贫血。③出血倾向：可见皮肤紫癜及鼻出血。④反复感染。⑤高黏滞综合征：呈现头晕、视物模糊、耳鸣、手足麻木等。⑥雷诺现象：单克隆免疫球蛋白为冷球蛋白时出现。⑦骨髓瘤细胞髓外浸润：较少见。

（2）实验室检查　①血清免疫球蛋白 IgG、IgA 及 IgM 测定：可见单克隆免疫球蛋白水平异常增高，其他免疫球蛋白水平降低（若为单克隆 IgD 或轻链时，血清 IgG、IgA 及 IgM 全部降低）。②单克隆免疫球蛋白检测：血清蛋白电泳可见 M 蛋白带，但敏感性较低；血清及尿液免疫固定电泳可较敏感地发现单克隆免疫球蛋白（包括轻链）条带；血清游离轻链测定（观察轻链 κ/λ 比率）在发现单克隆游离轻链上最敏感。③骨髓检查：骨髓穿刺涂片可见异常浆细胞≥10%；骨髓活检能证实浆细胞瘤。必须强调的是，骨髓瘤细胞在骨髓中可呈局灶性分布（尤其在疾病早期），一次骨髓穿刺涂片检查浆细胞不足 10% 时不能轻易除外骨髓瘤诊断，必须换部位再穿刺（例如改为胸骨穿刺）取材重复检验。

根据上述临床及实验室表现，参考《中国多发性骨髓瘤诊治指南（2020 年修订）》的诊断标准（见本章文末附）对 MM 进行诊断。

3. 骨髓瘤肾脏病的表现

MM 的肾脏损害即 MKD，常见如下 3 方面表现。

（1）轻链管型肾病　从肾小球滤过的轻链蛋白与肾小管髓袢升支分泌的 Hamm-Horsfall 蛋白在远端肾小管及集合管凝聚，形成黏稠管型，阻塞及损伤肾小管导致急性肾衰竭。脱水、使用对比剂等常为诱发原因。肾穿刺病理检查光镜下于远端肾小管和集合管可见黏稠管型（PAS 染色呈淡染），管型周有多核巨细胞反应，肾小管变性、萎缩，肾间质单个核细胞浸润。免疫荧光检查此管型单克隆 κ 或 λ 轻链蛋白染色阳性。电镜检查管型呈现为颗粒样电子致密物，有时其中可见结晶亚结构。

（2）轻链沉积病（LCDD）或轻重链沉积病（LHCDD）　呈现蛋白尿，甚至大量蛋白尿及肾病综合征，常伴镜下血尿及高血压，并逐渐出现肾功能损害，最终进入终末期肾衰竭。肾穿刺病理检查光镜下可见肾小球系膜结节。免疫荧光检查 LCDD 见单克隆轻链（常为 κ 轻链）、LHCDD 见单克隆轻链及重链（γ、α 或 μ 重链）沿肾小球基底膜、系膜结节边缘、肾小囊及肾小管基底膜沉积。电镜检查于肾小球基底膜内侧及肾小管基底膜外侧可见沙粒样（细小颗粒状）电子致密物沉积。

（3）轻链型淀粉样变性病或轻重链型淀粉样变病 详见第二十六章"肾脏淀粉样变性病"。

上述各种 MKD 的诊断及鉴别诊断，均需要肾穿刺病理检查确定。

【治疗原则】

可参阅国内专家于 2017 年制订的《多发性骨髓肾损害诊治专家共识》进行治疗。

1. 多发性骨髓瘤的治疗

（1）针对骨髓瘤本身可实施如下治疗。

①以蛋白酶体抑制剂硼替佐米为基础的药物治疗：常为 MM 的首选治疗。除硼替佐米与地塞米松联合外，还可联合第 3 种药物，若考虑后续将做自体外周血干细胞移植者，可加环磷酰胺、阿霉素、沙利度胺或来那度胺，不考虑做自体外周血干细胞移植者，可加美法仑。近年新的蛋白酶体抑制剂伊沙佐米及卡非佐米已上市，它们主要用于复发/难治性 MM 的治疗。肾功能受损时，硼替佐米及卡非佐米不需要调节剂量，而伊沙佐米在肾小球滤过率（GFR）<30ml/min 时需要减量。接受硼替佐米治疗时要注意外周神经病变副作用。

②以免疫调节剂沙利度胺或来那度胺为基础的药物治疗：如沙利度胺或来那度胺与地塞米松的联合治疗，也有加第 3 种药物的联合治疗。沙利度胺在肾功能受损时不需要调节剂量，但是来那度胺在 GFR <50ml/min 时即需减少用量。近年新的免疫调节剂泊马度胺已上市，已有用其治疗复发/难治性 MM 的报道，此药在肾功能受损时不需调节剂量。接受免疫调节剂治疗的 MM 患者要谨防血栓栓塞并发症发生，可给予预防性抗凝治疗。

③美法仑联合自体干细胞移植（ASCT）治疗：只用于适合接受 ASCT 治疗的患者。在对自体外周血造血干细胞动员、采集后，先用美法仑进行移植预处理，然后回输自体外周血干细胞。美法仑在 GFR <50ml/min 时即需减少用量。《多发性骨髓肾损害诊治专家共识》建议，严重肾功能不全患者只宜在有特别专长及资质的临床中心接受此治疗。

上述治疗均应在血液科医师指导下进行，并应高度警惕及预防药物不良反应。

（2）针对骨髓瘤的并发症可给予如下治疗。

①骨质破坏：可口服或静脉使用二膦酸盐治疗，可减少骨质溶解破坏，减缓骨痛。常用氯屈膦酸钠、唑来膦酸或帕米膦酸二钠。应根据肾功能及血清钙离子浓度调节药物剂量，氯屈膦酸钠在 GFR <50ml/min、唑来膦酸在 GFR <60ml/min 及帕米膦酸二钠在 GFR <10ml/min 时均需减量。用药期间要检测肾功能，唑来膦酸有引起急性肾小管坏死的报道，帕米膦酸二钠有引起塌陷性局灶节段肾小球硬化的报道，均应注意。另外，低剂量放疗也可用于难以控制的骨痛治疗。

②高钙血症：应予水化、二膦酸盐及糖皮质激素治疗，难治性病例还可应用降钙素。

③贫血：可以使用基因重组人红细胞生成素与铁剂进行治疗。

④感染：一旦发生，应选用敏感抗微生物药物治疗。使用大剂量糖皮质激素治疗的患者，要预防性服用复方甲基异噁唑防卡氏肺孢子菌肺炎。使用硼替佐米或接受ASCT 治疗的患者要预防性服用抗病毒药如更昔洛韦防病毒感染。

⑤高黏滞综合征：可应用血浆置换或高截留量血液透析治疗，快速清除循环中的单克隆免疫球蛋白及轻链，减轻症状。

2. 骨髓瘤肾脏病的治疗

上述针对 MM 的治疗均对 MKD 有益，也即是对 MKD 的治疗。除此之外，防治MKD 还有如下措施。

（1）避免加重肾损害因素　应予水化治疗（每日液体摄入量应≥3L 或 $2L/m^2$）并碱化尿液（服用碳酸氢钠），使轻链蛋白及钙盐尽快随尿排出，以防轻链管型肾病及高钙性肾病发生。要预防药物性肾损害。

（2）轻链管型肾病的血液净化治疗　对于轻链管型肾病导致急性肾衰竭的危重患者，在进行骨髓瘤药物治疗的同时，可实施血浆置换治疗或高截留量血液透析治疗，以通过血液净化技术尽快清除循环中的高浓度单克隆游离轻链，帮助管型肾病恢复。

（3）肾脏替代治疗　当轻链管型肾病导致急性肾衰竭，或疾病晚期进入终末肾衰竭时，均应给予患者透析治疗，包括血液透析及腹膜透析（参阅附录一"血液透析治疗"及附录二"腹膜透析治疗"）。对经过严格筛选的少数患者（治疗后 MM 持续缓解、一般情况良好的较年轻患者）也可进行肾移植。

附：有症状性多发性骨髓瘤的诊断标准 *

---

1. 骨髓单克隆浆细胞比例≥10% 或（和）骨髓组织活检证实浆细胞瘤

2. 血清或（和）尿液出现单克隆丙种球蛋白

3. 骨髓瘤引起的相关表现

（1）靶器官损害表现：①高血钙：校正血清钙≥2.75mmol/L；②肾功能损害：肌酐清除率 <40ml/min 或血清肌酐 >177μmol/L；③贫血：血红蛋白低于正常下限 20g/L 或 <100g/L；④骨损害：影像学检查（X 片、CT 或 PET–CT）显示 1 处或多处溶骨性病变。

（2）无靶器官损害表现但出现以下 1 项或多项指标异常：①骨髓单克隆浆细胞比例≥60%；②受累/非受累血清游离轻链≥100；③磁共振显像（MRI）>1 处直径 5mm 以上局灶性骨质破坏。

注：*摘自《中国多发性骨髓瘤诊治指南（2020 年修订）》。需要满足第 1 条及第 2 条，并加上第 3 条中任何一项才能确诊。

第二十六章　肾脏淀粉样变性病

淀粉样变性病是具有 β 折叠结构的淀粉样蛋白沉积于器官组织的细胞外间隙引起的疾病，在人类目前至少已发现了 36 种淀粉样蛋白。淀粉样变性病可分为系统性和局限性两种，许多系统性淀粉样变性病都能侵犯肾脏，引起肾脏淀粉样变性病，属于继发性肾脏病。

历史上曾将能累及肾脏的系统性淀粉样变性病分成原发性、骨髓瘤相关性及继发性 3 类。随后发现前二者的前体蛋白均为单克隆免疫球蛋白轻链，故将二者合并称为轻链型（AL 型）淀粉样变性病，它们都是由骨髓瘤或其他单克隆 B 淋巴增生性疾病引起；而继发性淀粉样变性病的前体蛋白已查明是血清淀粉样蛋白 A，故其也被改称为淀粉样蛋白 A 型（AA 型）淀粉样变性病，主要由慢性炎症引起。因此，原发性、骨髓瘤相关性及继发性淀粉样变性病的旧命名现已废弃。20 世纪 90 年代又发现，骨髓瘤或其他单克隆 B 淋巴增生性疾病除能导致 AL 型淀粉样变性病外，还能导致重链型（AH 型）或轻链及重链型（AL/AH 型）淀粉样变性病，但较少见。AH 型及 AL/AH 型淀粉样变性病也能累及肾脏。

此外，还有一大类系统性淀粉样变性病，它们的发病与基因突变相关，具有遗传性，故被称为遗传性淀粉样变性病，其中能累及肾脏的有：载脂蛋白 A Ⅰ（ApoA Ⅰ）、ApoA Ⅱ、ApoC Ⅱ 及 ApoC Ⅲ 型淀粉样变性病，溶菌酶（ALys）淀粉样变性病及纤维蛋白原 Aα 链（AFib）淀粉样变性病。

2008 年又发现一个新的淀粉样变性病，即白细胞趋化因子 2 型（ALECT 2 型）淀粉样变性病，为后天获得性疾病，也能累及肾脏。

在淀粉样变性病确诊后，一定要进一步进行分型，因为不同类型的淀粉样变性病治疗方案及预后都不同。本章只重点讨论最常见的 AL 型肾脏淀粉样变性病。

【诊断要点】

本病常见于 50 岁以上中、老年人，男性居多。

1. 临床表现及实验室检查

（1）肾脏表现　淀粉样蛋白沉积于肾小球即可导致蛋白尿，伴或不伴少量镜下血尿，并逐渐进展成大量蛋白尿（定量≥3.5g/d）及肾病综合征，肾功能渐进损害，常在数年内进入终末期肾衰竭。部分患者的淀粉样蛋白也同时沉积于肾间质及肾小管，而导致肾性糖尿，乃至范科尼综合征及肾小管性酸中毒。超声检查能发现疾病早、中期患者的肾脏体积增大。

（2）肾外表现　淀粉样蛋白沉积血管常导致血压偏低；沉积于其他器官导致心肌肥厚、肝脾肿大及巨舌等。

（3）实验室检查　血、尿免疫固定电泳及血清游离轻链检测常可发现单克隆轻链。骨髓穿刺涂片检查可帮助鉴别 AL 型淀粉样变性病是由多发性骨髓瘤或意义未明的单克隆丙种球蛋白血症（MGUS）引起。

2. 肾脏病理检查

（1）光镜检查　肾小球系膜区增宽，有无结构的团块样均匀物质（淀粉样蛋白）沉积。镀银染色肾小球基底膜外侧可见细长的"睫毛样"突起。小动脉壁也常见到上述无结构的均匀物质沉积，严重时肾间质及肾小管上也有沉积。刚果红染色是进行诊断的"金指标"，普通光镜检查上述淀粉样物质呈砖红色，偏振光显微镜检查呈苹果绿色双折光。

（2）电镜检查　在高倍电镜下，于淀粉样蛋白沉积部位可见直径 8～10nm 不分支的排列紊乱的纤维丝。

（3）免疫病理检查　主要用于淀粉样变性病的分型，免疫荧光检查比免疫组化检查似更敏感，图像更清晰。用于常规检查的抗体有：抗轻链 λ 抗体，抗轻链 κ 抗体及抗 AA 抗体。绝大多数 AL 型肾脏淀粉样变性病是 λ 型。

（4）蛋白质组学检查　用上述方法检查判断淀粉样蛋白性质困难时，可用激光显微切割技术在肾组织石蜡切片上切割病变组织，然后提取蛋白质做质谱分析，判断淀粉样蛋白的性质。

对于某些不能进行肾穿刺检查的患者，可用抽吸或切割法获取腹壁皮下脂肪，做切片刚果红染色，来辅助判断是否存在淀粉样变性病。

如果淀粉样变性病已同时侵犯其他器官时，取这些受累器官（如直肠、牙龈等）的活组织做上述病理学检查，也能同样获得淀粉样变性病诊断。

【治疗原则】

可参阅国内专家于 2016 年制订的《原发性轻链型淀粉样变的诊断和治疗中国专家共识（2016 年版)》及《系统性轻链型淀粉样变性诊断和治疗指南》进行治疗。

1. 外周血自体造血干细胞移植（ASCT）治疗

符合 ASCT 治疗条件的患者，应将 ASCT 作为一线治疗。对于骨髓浆细胞比例 ≥10% 的患者（即骨髓瘤致病者），移植前需用美法仑或硼替佐米联合地塞米松进行诱导治疗；移植后 3 个月应做血液学疗效评价，未达到理想的部分缓解（VGPR）或更佳疗效者还需再进行巩固治疗。

2. 以硼替佐米为基础的药物治疗

硼替佐米是一种蛋白酶体抑制剂。推荐硼替佐米与地塞米松联合治疗，或硼替佐米、地塞米松与环磷酰胺联合治疗。不推荐硼替佐米与阿霉素联合。

3. 以沙利度胺或来那度胺为基础的药物治疗

这两种药均为免疫调节剂。可与地塞米松或地塞米松及环磷酰胺联合治疗。

4. 以美法仑为基础的药物治疗

常用美法仑与地塞米松联合治疗，现已少用美法仑与泼尼松联合治疗。

应用上述治疗时要注意预防药物不良反应，并应注意某些药物在肾功能不全时需要调整剂量（参阅第二十五章"多发性骨髓瘤肾病"）。

肾病晚期已进入终末期肾脏病时可进行透析治疗（血液透析或腹膜透析）。对进行肾移植要慎重，因为移植肾可能再发肾淀粉样变性病。上述 2016 年《系统性轻链型淀粉样变性诊断和治疗指南》建议，经过治疗已达到血液学完全缓解，且最好已进行过 ASCT 的患者，才进行肾移植治疗。

第二十七章　冷球蛋白血症性肾小球肾炎

冷球蛋白血症性血管炎常累及肾脏，导致冷球蛋白血症性肾小球肾炎，病理表现常为膜增生性肾小球肾炎，此病属于继发性肾小球疾病。

冷球蛋白是一类低温时沉淀、复温至37℃溶解的免疫球蛋白；血清冷球蛋白定性检验阳性或（和）定量>0.05g/L，即称为冷球蛋白血症。

冷球蛋白可以分为如下3型：Ⅰ型：此型冷球蛋白为一种单克隆免疫球蛋白，皆由单克隆扩增的浆细胞或B细胞增殖性疾病引起，包括恶性疾病（如多发性骨髓瘤、华氏巨球蛋白血症、B细胞性淋巴瘤及慢性淋巴细胞白血病）及意义未明的单克隆丙种球蛋白血症（MGUS）。Ⅱ型：冷球蛋白由具有类风湿因子活性的单克隆IgM（90%以上是IgMκ）与多克隆的IgG构成。Ⅲ型：冷球蛋白由具有类风湿因子活性的多克隆IgM与多克隆IgG构成。Ⅲ型常为过渡型，随病期延长能逐渐转换成Ⅱ型，Ⅱ及Ⅲ型冷球蛋白均由两种免疫球蛋白构成，故被统称为混合型冷球蛋白血症。Ⅱ及Ⅲ型均主要由感染（常见丙型肝炎病毒、乙型肝炎病毒及人类获得性免疫缺陷病毒等，以及其他多种微生物感染）及自身免疫性疾病（常见于系统性红斑狼疮及干燥综合征等风湿病）所致。

Ⅱ及Ⅲ型中具有类风湿因子活性IgM与IgG形成的免疫复合物能沉积于血管壁，从经典途径激活补体系统，致成血管炎及肾炎。Ⅰ型中单克隆IgG亚类IgG3及IgG1具有特殊免疫活性，它们可以通过Fc－Fc段的非特异相互作用，自发地发生凝聚，沉积于血管壁，然后以其重链上的CH2段与补体C1q结合，激活补体系统导致血管炎及肾炎。单克隆IgM也能以其重链上的CH3段与补体C1q结合激活补体系统，但是由其引起的冷球蛋白血症肾炎报道极少。其他单克隆免疫球蛋白或亚类，不具有上述特性，即不可能诱发血管炎及肾炎。

【诊断要点】

1. 肾脏表现

临床呈现血尿、蛋白尿、浮肿、高血压及肾功能不全。约1/5～1/3患者出现急性肾炎综合征，约1/4～1/2患者出现肾病综合征。病理检查绝大多数病例为膜增生性肾小球肾炎，少数为其他类型的增生性肾小球肾炎。本病的膜增生性肾炎有如下特点与原发性膜增生性肾炎不同：①光镜检查常于肾小球毛细血管腔见到微血栓样物质（或称"假血栓"，即沉积的冷球蛋白）。②免疫荧光或免疫组化染色可于毛细血管壁、系膜区及腔内血栓样沉积物（即冷球蛋白）中见到：IgM、IgG、C3、C1q及轻链κ及λ沉积（Ⅲ型冷球蛋白致病者）；IgM、IgG、C3、C1q及轻链κ或λ沉积（90%以上是轻链κ，见于Ⅱ型冷球蛋白致病者）；IgG、IgG1或IgG3、C3、C1q及轻链κ或λ沉积（Ⅰ型冷球蛋白致病者）。③电镜检查可于内皮下、系膜区及腔内血栓样沉积物中见到短纤维状、管状或环状亚结构（Ⅰ型及Ⅱ型较多见）。

2. 全身伴随症状

包括两方面：①冷球蛋白血症血管炎表现：见于能诱发血管炎的各型冷球蛋白血症（详见前述），患者呈现皮肤紫癜、关节肌肉痛及多发性单神经炎等，重症病例还能伴发肾脏以外的其他脏器损害。②冷球蛋白瘀滞或堵塞小血管的表现：这主要见于 I 型冷球蛋白血症且血清冷球蛋白浓度较高时，患者呈现高黏滞综合征（出现头晕、视物模糊、耳鸣、手足麻木等症状）、皮肤网状青斑、肢端发绀及雷诺现象等，严重时在身体末梢部位（如指及趾端、鼻及耳郭）还可能出现皮肤溃疡及坏死，寒冷时尤易发生。

3. 实验室检查

II 型及 III 型冷球蛋白致病者，常见血清类风湿因子阳性，及血清补体 C3、C4 水平下降；I 型冷球蛋白（主要指单克隆 IgG3 或 IgG1），也常见血清补体 C3、C4 水平下降。

所有患者的血清冷球蛋白定性试验阳性，定量试验应 >0.05g/L。

综上所述，感染性疾病或自身免疫性疾病患者，若出现皮肤紫癜、血清类风湿因子阳性及补体 C3、C4 水平下降，即要怀疑并发 II 或 III 型冷球蛋白血症血管炎可能，而 IgG3 或 IgG1 型单克隆丙种球蛋白血症患者，若出现皮肤紫癜、血清补体 C3、C4 水平下降，也要怀疑并发 I 型冷球蛋白血症血管炎可能，此时应进行血清冷球蛋白检验，如果定性试验阳性或（和）定量试验 >0.05g/L，冷球蛋白血症诊断即成立。上述患者一旦出现蛋白尿、血尿等表现，就应考虑冷球蛋白血症肾炎可能，需及时进行肾穿刺病理检查，以帮助确诊。

【治疗原则】

要根据不同的冷球蛋白类型、不同的病因及发病机制，给予不同的治疗。

1. I 型冷球蛋白血症所致肾炎

由多发性骨髓瘤或 MGUS 中单克隆 IgG3 或 IgG1 致病者，多采用蛋白酶体抑制剂硼替佐米为基础的药物联合治疗；也可用以免疫调节剂沙利度胺为基础的药物联合治疗；对有选择的多发性骨髓瘤患者，还可用大剂量美法仑联合自体外周血干细胞移植治疗（参见第二十五章"多发性骨髓瘤肾病"）。

2. 由感染引起的 II 型或 III 型冷球蛋白血症所致肾炎

首先应针对病原体进行治疗，例如，用直接作用抗病毒药物（DAAs）进行抗丙型肝炎病毒治疗（详见第二十章"丙型肝炎病毒相关性肾炎"）；用核苷（酸）类药物进行抗乙型肝炎病毒治疗（详见第十九章"乙型肝炎病毒相关性肾炎"）。

一般而言，在清除病原体后，冷球蛋白血症血管炎及肾炎未见缓解，才应用糖皮质激素及免疫抑制剂治疗；但是某些冷球蛋白血症血管炎及肾炎病情重者，必要时也可在抗病原体治疗的同时，小心地进行免疫抑制治疗；个别已出现威胁生命并发症的危重患者（如血管炎已累及中枢、心或肺，或者肾功能出现急剧坏转时），还能在抗病原体治疗的同时，给予甲泼尼龙冲击治疗、血浆置换治疗或利妥昔单抗治疗（参阅第二十章"丙型肝炎病毒相关性肾炎"）。

3. 由自身免疫性疾病引起的 II 型或 III 型冷球蛋白血症所致肾炎

自身免疫性疾病常需用糖皮质激素（包括危重患者的甲泼尼龙冲击治疗）及免疫

抑制剂治疗，对治疗抵抗或（和）重症病例还可应用利妥昔单抗治疗，这些治疗对冷球蛋白血症血管炎及肾炎也有益。有效治疗能使自身免疫性疾病和冷球蛋白血症血管炎及肾炎同时缓解。

　　已出现急性肾衰竭的冷球蛋白血症肾炎患者，应及时进行血液净化治疗，以维持生命，赢得治疗时间。若已进展至终末期肾衰竭，则应进行长期维持性透析，冷球蛋白血症完全治愈后，也可进行肾移植。

第二十八章　良性高血压肾硬化症

良性高血压肾硬化症又称良性小动脉性肾硬化症，是长期控制不好的良性高血压引起的慢性肾损害。其病变主要在肾脏小动脉（包括肾脏入球小动脉、小叶间动脉及弓状动脉），导致小动脉管壁增厚、管腔狭窄，从而继发缺血性肾实质病变。此病在发达国家是导致终末期肾脏病的第二位疾病，在我国现也已成为第三位疾病。

【诊断要点】

1. 高血压病史

出现高血压肾硬化症时，良性高血压病程常已达 5~10 年以上。

2. 临床表现

（1）尿检验异常　尿蛋白常呈轻至中度，定量一般在 1.0g/d 左右，但是血压很高时可能略有增加。尿沉渣镜检有时可见少量红细胞（变形红细胞）及管型。

（2）肾功能减退　肾小管对缺血敏感，故临床常首先出现肾小管浓缩功能障碍表现（夜尿多、低比重及低渗透压尿），之后肾小球功能渐进减退（肌酐清除率下降，失代偿后血清肌酐增高），最终进入终末期肾衰竭。

（3）肾脏影像学变化　早期双肾大小正常，晚期双肾对称性缩小。

（4）伴随表现　高血压肾硬化症常伴其他高血压靶器官损害，如高血压眼底血管病变（可见小动脉痉挛、硬化，严重时眼底出现出血和渗出）、左心室肥厚及脑卒中等。

3. 病理表现

良性高血压肾硬化症可从病史及临床表现上作临床诊断，但是具有较高误诊率，确诊仍应做肾穿刺活检病理检查。本病肾脏病理以小动脉硬化为主要表现，包括入球小动脉玻璃样变，小叶间动脉及弓状动脉壁肌内膜肥厚，从而管腔变窄，出现肾小球缺血性皱缩及硬化、肾小管萎缩及缺血性皱缩，以及肾间质纤维化。免疫荧光检查阴性。

本病在诊断时，两个问题需要明确：①微量白蛋白尿：高血压患者可出现微量白蛋白尿（30~300mg/d），一般认为这与肾小球内血流动力学变化（系统高血压传入肾小球，致球内压及滤过膜通透性增高）及血管内皮功能损害相关。因此，不能据此下良性高血压肾硬化症诊断。②大量蛋白尿：良性高血压肾硬化症发生后，残存肾单位在代偿过程中可逐渐发生局灶节段性肾小球硬化病变，临床呈现大量蛋白尿（≥3.5g/d）。在诊断良性高血压肾硬化症这一继发病变时，需要认真地与原发性及其他疾病继发的局灶节段性肾小球硬化症相鉴别。

【治疗原则】

本病重在预防，积极治疗高血压是关键。

1. 血压控制目标

高血压患者未合并糖尿病，且无心脑肾并发症时，血压至少应降达 140/90mmHg；高血压患者合并糖尿病，或出现心、肾并发症时，血压还需降得更低，至少应达 130/80mmHg。

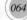

但是，老年人或合并慢性脑卒中患者的收缩压常只宜降至 140mmHg 左右。

2. 降压原则

应遵循如下原则：①高血压不宜下降过快，宜在 4 周内逐渐将血压降达目标值，而老年人、病程较长、有合并症且耐受性差的患者，还可更慢在 12 周内降达目标值。②优先选择长效降压药，以减少血压波动，使血压在 24 小时内稳定于目标值范围。③特别注意夜间高血压及清晨高血压的控制。夜间不应出现非杓型血压，夜间血压下降百分率，即（白昼平均压 – 夜间平均压）/白昼平均压，应为 10%~20%，若 <10% 即为非杓型血压；清晨应不出现"晨峰"，起床后 2 小时内收缩压的平均值与夜间睡眠时收缩压最低值之差 ≥35mmHg 即为"晨峰"。④2 级高血压，或高血压合并糖尿病、心脑肾疾病时，常需要降压药物联合治疗才能有效控制血压。⑤长期应用降压药时需注意药物对糖代谢、脂代谢及嘌呤代谢的影响。

3. 降压药物选择

血管紧张素转化酶抑制剂（ACEI）、血管紧张素 AT_1 受体阻断剂（ARB）、利尿剂、钙通道阻滞剂（CCB）均为第一线降血压药物，β 受体阻断剂是否能作为第一线降压药存在不同看法。在治疗良性高血压肾硬化症（甚至在治疗各种慢性肾脏病高血压）时，ACEI、ARB 均是基石药物。联合用药时，常首先用 ACEI 或 ARB 联合利尿剂或（和）CCB 进行治疗，仍不能有效控制高血压时，再配合应用其他降压药（如 β 受体阻断剂，α、β 受体阻断剂，α 受体阻断剂、中枢降压药及直接血管扩张药等）。

现将应用第一线降压药的注意事项简介如下：

（1）血管紧张素转化酶抑制剂或血管紧张素 AT_1 受体阻断剂　应用过程中需注意如下几点：①从小剂量开始使用，逐渐加量。②服药期间应密切监测血清肌酐（Scr）水平变化。如果 Scr 水平较基线升高 >30%，提示肾脏缺血（脱水或肾脏有效血容量不足），应暂时停药。如果肾缺血原因能纠正，上升的 Scr 恢复正常，则可再服用。如果肾缺血原因不能纠正（如重度肾动脉狭窄未行血管重建治疗），则不应再用。③肾功能不全 Scr >265μmol/L（>3mg/dl）不是用药禁忌证，但是服药期间应密切监测血钾，谨防高钾血症发生，如果血钾水平 >5.5mmol/L，即应减少 ACEI 或 ARB 剂量或停药。④双侧肾动脉狭窄患者慎用。⑤孕妇禁用、哺乳期妇女慎用以免影响胎儿及新生儿发育。⑥ACEI 或 ARB 的降压效果与钠入量密切相关，限盐能改善疗效。

（2）钙通道阻滞剂　CCB 可以分为非双氢吡啶及双氢吡啶两大类，在降压治疗上较少应用非双氢吡啶 CCB，而双氢吡啶 CCB 也常与 ACEI 或 ARB 联合应用。它们的主要副作用如下：①非双氢吡啶 CCB 能导致心动过缓。②双氢吡啶 CCB 可能导致下肢水肿（多发生于踝部，与扩张毛细血管前小动脉而不扩张小静脉相关，与 ACEI 或 ARB 联合治疗能使此水肿减轻）、反射性心动过速、面部潮红及齿龈增生。

（3）利尿剂　作为降压药使用时，临床常用的利尿剂为噻嗪类利尿剂，并常与 ACEI 或 ARB 联合应用。应用噻嗪类药物时需注意：①仅应用小剂量，如氢氯噻嗪 12.5~25.0mg/d。②当 Scr >160μmol/L（1.8mg/dl）时，噻嗪类利尿剂治疗效果差。③噻嗪类利尿剂有增高血糖、血脂及血尿酸的副作用，长期服用应注意。④应注意血电解质变化，谨防低钾血症发生。另外，也可应用吲达帕胺（此药同时还具有钙离子拮抗剂作用）辅助降压，它有增高血糖及血尿酸的副作用，用量较大时也能诱发电解质紊乱，但是此药对血脂无明显影响。

（4）β受体阻断剂　应用时需注意：①有加重哮喘可能，伴支气管痉挛的慢性阻塞性肺病患者应慎用。②严重窦性心动过缓、病态窦房结综合征、二或三度房室传导阻滞、Ⅳ级心力衰竭患者应禁用。③有增高血糖、血脂副作用，故有糖、脂代谢异常的患者一般不首选β受体阻断剂治疗。④糖尿病患者用胰岛素治疗出现低血糖时，β受体阻断剂有可能掩盖其症状。⑤长期服用β受体阻断剂时不能突然停药，否则可能引起血压及心率反跳。

（5）其他降压药　α、β受体阻断剂，α受体阻断剂、血管扩张药及中枢性降压药也能作为二线降血压药物，与上述药物配伍应用，帮助降压。

有关上述各种降压药物的更多信息（包括肾功能受损及血液净化治疗时是否需要调整剂量或用法等），请参阅附录三"肾脏病常用治疗药物"。

当良性高血压肾硬化症出现肾功能不全时，还应按慢性肾功能不全治疗方案进行处理（详见第五十七章"慢性肾衰竭"）。

第二十九章　恶性高血压肾硬化症

恶性高血压是一组以血压急剧增高舒张压超过≥130mmHg，眼底出现Ⅲ级或Ⅳ级病变的重症高血压。一般可分为原发性恶性高血压和继发性恶性高血压，而后者最常由肾实质性疾病（如 IgA 肾病）或肾血管疾病（如肾动脉狭窄）引起。恶性高血压常累及肾脏，可导致严重的肾脏小动脉及肾实质病变，被称为恶性高血压肾硬化症，又可称作恶性小动脉性肾硬化症。

【诊断要点】

1. 恶性高血压

若血压迅速增高，舒张压≥130mmHg，而且眼底视网膜呈现出血、渗出（眼底病变Ⅲ级）或视乳头水肿（眼底病变Ⅳ级），即为恶性高血压。常在没有控制好的良性高血压基础上发生，但极少数也能发生于血压正常者。

2. 肾脏损害

表现为蛋白尿（可呈现大量蛋白尿）、血尿及管型尿（颗粒管型及红细胞管型等）。肾功能迅速恶化，甚至出现少尿性急性肾衰竭。

肾脏病理检查可见入球小动脉、小叶间动脉及弓状动脉纤维素样坏死，及小叶间动脉和弓状动脉内膜的黏液样水肿（早期病变）及"洋葱皮"样（呈同心圆样排列）纤维化（晚期病变），小动脉管腔高度狭窄，乃至闭塞。肾小球呈现缺血性皱缩及硬化，部分肾小球出现纤维素样坏死、新月体及微血栓。

3. 其他脏器损害

常同时累及心、脑靶器官，导致急性肺水肿或（和）脑血管意外。

4. 实验室检查

血浆肾素活性、血管紧张素Ⅱ及醛固酮水平升高。

【治疗原则】

恶性高血压重在预防，积极治疗良性高血压，将血压控制达标是最重要措施。其一旦发生，即为内科急症，应及时治疗，以防威胁生命的心、脑、肾并发症发生。

1. 降压治疗策略与目标

（1）初始目标　需要静脉输注降压药治疗。若有心、脑或肾重要靶器官功能不全者，宜在 2~6 小时内将舒张压降达 100mmHg 水平，或使平均动脉压下降25%；若无重要靶器官功能不全者，可在 24~48 小时内将血压降至上述目标值。

（2）最终目标　而后加用口服降压药，静脉降压药逐渐减量至最后停用。宜于 4 周内逐步将血压降达目标值（参阅第二十八章"良性高血压肾硬化症"）。

2. 静脉降压药物治疗

（1）硝普钠　起始剂量 $0.25~0.5\mu g/(kg \cdot min)$ 静脉滴注，可逐渐加量，极量为 $10\mu g/(kg \cdot min)$。连续用药不宜超过 48~72 小时，否则可能造成氰化物中毒。

（2）硝酸甘油　起始剂量 $5~10\mu g/min$ 静脉滴注，可渐加量至$20~50\mu g/min$。

（3）酚妥拉明　常用 0.5 ~ 1.0mg/min 静脉点滴，也可从较小剂量开始，若降压效差再逐渐增量。

（4）乌拉地尔　首剂 12.5 ~ 25mg 静脉注射，必要时 5 分钟后可重复给药一次，随后 5 ~ 40mg/h 静脉滴注。

（5）尼卡地平　起始剂量 5mg/h 静脉滴注，根据病情逐渐加量，最大至 15mg/h。

（6）拉贝洛尔　两种给药方法：①静脉注射：首剂 20mg，以后每 10 ~ 15min 注射 20 ~ 50mg，每日总量不超过 200mg。②持续静脉滴注：剂量为 0.5 ~ 2.0mg/min。

3. 口服降压药物治疗

应联合用药，并首选应用阻断肾素 – 血管紧张素系统（RAS）的药物，如血管紧张素转换酶抑制剂（ACEI）、血管紧张素 AT_1 受体阻断剂（ARB）或 β 受体阻断剂。慎用利尿剂，以免血容量减少进一步激活 RAS，只有在肾功能不全或心力衰竭导致水钠潴留时才用。其余用药原则参阅第二十八章"良性高血压肾硬化症"。

若患者已发生急性肾衰竭，应及时进行血液净化治疗，以维持生命，赢得治疗时间（详见第五十五章"急性肾损伤"）。若患者已进入终末期肾脏病，应给予维持性血液透析、腹膜透析或肾移植治疗（详见第五十七章"慢性肾衰竭"）。

第三十章　子痫前期肾损害

妊娠期高血压若未被很好控制，即能发展成子痫前期（或称先兆子痫），甚至子痫，造成孕妇及胎儿死亡，这是一个严重影响母儿健康的妇产科疾病。子痫前期常引起以"肾小球毛细血管内皮病"为病理特征的肾损害。

【诊断要点】

1. 妊娠期高血压

妊娠期高血压的诊断标准：孕妇既往血压正常，妊娠 20 周后首次出现高血压，即收缩压≥140mmHg 或（和）舒张压≥90mmHg，血压在产后 12 周内自发恢复正常，尿蛋白阴性，即可诊断。高龄（ > 35 岁）初产孕妇，尤其有妊娠高血压家族史者尤易发生。

妊娠期高血压需与妊娠合并慢性高血压鉴别，后者的诊断要点是：既往已存在高血压；或高血压出现在妊娠 20 周前，但妊娠期无明显加重；或虽在妊娠 20 周后首次发现高血压，但是分娩 12 周以后高血压仍持续存在。

2. 子痫前期及子痫

子痫前期诊断标准：妊娠 20 周后首次出现收缩压≥140mmHg 或（和）舒张压≥90mmHg 的孕妇，伴随出现如下任一情况即可诊断子痫前期：①蛋白尿：即尿蛋白定量≥0.3g/d，或尿蛋白定性≥（ + ）；②无蛋白尿但伴有以下任何一种器官或系统受累：心、肺、肝等重要器官，或血液系统、消化系统、神经系统的异常改变，胎盘 – 胎儿受到累及等。

子痫的诊断标准：在子痫前期基础上发生不能用其他原因解释的抽搐，即可诊断。

上述标准来自中华医学会妇产科学分会 2020 年制订的《妊娠期高血压疾病诊治指南》，详情可参阅此指南。

3. 子痫前期肾损害

从前曾将子痫前期定义为妊娠 20 周后出现高血压及蛋白尿，为此肾损害是子痫前期的组成成分，不必单独诊断；而现在子痫前期的定义除包括上述内容外，还包括了"妊娠 20 周后出现高血压、无蛋白尿但有肾外器官或系统受累"的内容，所以，子痫前期肾损害就应下独立诊断。

子痫前期肾损害的主要临床表现为高血压及蛋白尿，甚至出现大量蛋白尿（蛋白尿 > 3.5g/d）、低蛋白血症（血清白蛋白 < 30g/L）及水肿（重者伴腹水至胸水），部分患者还出现急性肾损伤（从肾小球滤过率下降至血清肌酐升高）。而上述所有表现均能在分娩后或终止妊娠后 12 周内自行消失。

子痫前期肾损害的病理表现主要为"肾小球毛细血管内皮细胞病"。免疫荧光检查阴性。光镜检查可见肾小球毛细血管内皮细胞弥漫增生、肿胀及空泡变性，基底膜不规则增厚、分层呈"双轨征"，毛细血管腔变窄或闭塞。电镜检查除见内皮细胞增生外，基底膜内疏松层增宽为本病重要表现。

患慢性肾脏病不自知、妊娠后肾病加重的患者需与子痫前期肾损害鉴别，前者的如下表现对鉴别很有帮助：①临床表现：在妊娠 20 周前（常在妊娠头 3 个月内）即发现高血压、蛋白尿及水肿，某些患者血尿明显。②病理检查：呈现原有慢性肾脏病的病理表现，而非肾小球毛细血管内皮病。③疾病转归：分娩后或终止妊娠后 12 周上述临床及病理表现不消失。

【治疗原则】

本病治疗目标为控制高血压，预防子痫发生，降低母儿病死率，改善围产结局。包括如下治疗措施。

1. 控制血压

本病的降压治疗有很多特殊性，与非妊娠患者的降压十分不同，必须注意。

（1）重度妊娠高血压　收缩压≥160mmHg 或（和）舒张压≥110mmHg。应给予降压药治疗。常用的口服降压药为拉贝洛尔、硝苯地平或硝苯地平缓释片；若为严重高血压（如收缩压 >180mmHg）或口服降压药疗效差时，应给予静脉降压药，国内 2015 年制订的《妊娠期高血压疾病诊治指南》推荐应用拉贝洛尔或酚妥拉明，此外也可用尼卡地平及肼屈嗪。

（2）轻度妊娠高血压　收缩压持续 140～159mmHg 或（和）舒张压持续 90～109mmHg。先调整生活方式，注意休息并饮食限盐，若血压不降也可予口服降压药治疗，包括甲基多巴、拉贝洛尔、硝苯地平或硝苯地平控释剂等。

使用降压药物治疗时的注意事项：①子痫前期的高血压宜控制至 130～139/80～89mmHg 水平，不宜降至 130/80mmHg 以下，血压过低可能导致胎盘血流减少，胎儿生长迟缓，乃至出现胎儿窘迫及死亡。②以下降压药应尽量避免使用：利尿剂（如导致血容量减少，即可能减少胎盘血流，对胎儿生长发育不利。不过当肺水肿及全身水肿严重时，仍可小心应用）、阿替洛尔（可能阻碍胎儿生长）、硝普钠（如果应用超过 4 小时，即可能造成胎儿氰化物中毒）。③以下降压药应禁止使用：血管紧张素转换酶抑制剂（ACEI）及血管紧张素 AT_1 受体阻断剂（ARB），因其可导致胎儿畸形，若在妊娠中后期服药，还可能损伤胎儿肾功能，严重时新生儿会出现无尿性急性肾衰竭。

2. 预防抽搐

硫酸镁被广泛用于预防和治疗重度子痫前期，疗效肯定。其可延迟神经肌肉传导并抑制中枢系统兴奋，从而防治抽搐。常先"弹丸式"给药一次（5g 硫酸镁溶于 10% 葡萄糖注射液 20ml 中缓慢静脉注射，5～10 分钟注完），然后稀释于 5% 葡萄糖注射液中以 1～2g/h 的速度持续静脉滴注。静脉用药过程中要特别防止硫酸镁使用过量，必要时监测血镁浓度。一旦发现中毒反应，如腱反射减弱或消失，呼吸抑制或心律失常等，应立即停用硫酸镁，并使用 10% 葡萄糖酸钙静脉注射来拮抗其毒性。

3. 终止妊娠

何时应终止妊娠一直存在争论。国内 2015 年制订的《妊娠期高血压疾病诊治指南》建议的终止妊娠时机为：①重症子痫前期：妊娠不足 26 周经过治疗病情仍危重者建议终止妊娠；妊娠 26～28 周则根据母胎情况及当地母儿诊治能力决定是否可行期待治疗；妊娠28~34周经积极治疗病情仍加重应终止妊娠，若病情稳定可以考虑期待治疗，并建议转至具备早产儿救治能力的医疗机构；妊娠>34周应考虑终止妊娠。②子痫：控制子痫病情后即考虑终止妊娠。

目前认为终止妊娠的方式有引产及剖宫产，对母亲及新生儿的预后影响相似。

第三十一章　肾动脉狭窄

肾动脉狭窄系指肾动脉主干及其分支的狭窄，该病主要由动脉粥样硬化引起，但是也有少数患者由纤维肌性发育不良及大动脉炎（又称高安病）导致。当管腔狭窄到一定程度（超过60%～75%管腔）后即可诱发肾血管性高血压或（和）缺血性肾脏病。下文将着重介绍动脉粥样硬化性肾动脉狭窄。

【诊断要点】

1. 好发人群

常发生于中老年人。患者常伴全身多部位动脉粥样硬化表现，如冠心病、脑卒中及外周动脉硬化。

2. 肾血管性高血压的临床表现

中老年才出现高血压或原有高血压于中老年加重难控制；舒张压升高明显，乃至出现恶性高血压；对血管紧张素转换酶抑制剂（ACEI）及血管紧张素 AT_1 受体阻断剂（ARB）治疗敏感，若不应用则血压常难控制，而用量稍大又能诱发低血压或（和）血清肌酐异常升高（即超过用药前基线值的30%，甚至出现急性肾衰竭）。

3. 缺血性肾病的临床表现

尿常规改变轻微（轻度尿蛋白、无或仅有少量变形红细胞及管型）；肾功能损害进展缓慢，远端肾小管浓缩功能常损伤在先（夜尿量增多，尿比重及渗透压下降）；后期肾脏体积缩小，两肾体积常不对称；肾性贫血出现相对晚且轻。

4. 其他表现

部分患者出现低钾血症。少数患者呈现"闪现肺水肿"表现，此肺水肿瞬间发生，迅速消退，并常反复发作。

5. 体格检查

于腹部或腰部有时可闻高调粗糙的收缩期杂音或双期杂音。

肾动脉狭窄确诊依赖于影像学检查，有如下检查：

6. 影像学检查

（1）彩色多普勒超声检查　是无创性初筛检查。主要通过观察肾动脉主干及肾内血流变化（如峰值血流速度、肾动脉/主动脉血流速度比值、血流加速时间及阻力指数等），提供肾动脉狭窄间接信息来帮助诊断，检查的准确性与超声医师的水平和经验密切相关。但是，总体来讲此检查的特异性及敏感性仍欠佳（存在10%～20%的假阳性及假阴性）。

近年已有不少学者用微泡造影剂如六氟化硫来做肾动脉超声造影检查，显著提高了检查准确性，并能判断狭窄部位及程度。

（2）螺旋CT血管造影或磁共振血管造影　也为初筛检查。肾功能不全较重（血清肌酐 >221～265μmol/L）患者，应用对比剂（包括进行螺旋CT血管造影的碘对比剂及进行磁共振血管造影的钆对比剂）做上述血管造影需谨慎，要警惕对比剂肾病的发生（详见第四十章"对比剂肾病"）。肾功能不全时钆对比剂在体内蓄积还可能引起肾源性纤维性皮肤病，乃至严重的肾源性纤维化。

（3）经皮经腔插管选择性肾动脉造影　是有创性检查，为诊断肾动脉狭窄的"金指标"，可以准确判断狭窄部位及程度。碘过敏患者不能做此检查，肾功能不全患者做此检查要尽量减少碘对比剂用量，以防导致对比剂肾病。

随着超声微泡造影检查技术的成熟及推广，不少医疗单位已不再做螺旋 CT 血管造影或磁共振血管造影，而是给超声造影发现的高度可疑患者直接做经皮经腔选择性肾动脉造影，并在选择性肾动脉造影确诊后立即行肾动脉成形术治疗。

【治疗原则】

1. 药物治疗

目前认为 ACEI 或 ARB 仅适用于单侧肾动脉狭窄患者，并必须从小量开始，耐受后逐渐加量，以避免血压过度下降或（和）血清肌酐异常升高。为有效降低血压，还常需配伍其他降压药物（如双氢吡啶钙通道阻断剂等）进行联合治疗。对双侧肾动脉狭窄的患者，目前认为不宜用 ACEI 或 ARB 治疗。

除降压治疗外，针对患者具体病情还应给予调脂治疗及抗血小板治疗等。

2. 经皮经腔肾动脉成形术（PTRA）治疗

常以经皮肾动脉腔内球囊扩张术来恢复血运，为减少扩张术后再狭窄的发生（尤其是病变在肾动脉开口处时），常常同时放置血管支架。

3. 外科血管重建手术治疗

其主要应用于 PTRA 禁忌（如合并动脉瘤）、预计 PTRA 疗效不好（如严重肾动脉开口处狭窄）及 PTRA 治疗失败（如再狭窄）的患者。具体手术方式（如肾动脉内膜切除、旁路搭桥、狭窄段切除混合术及自身肾移植等）将由血管外科医师酌情选择。

选择上述治疗的参考意见如下：

（1）肾血管性高血压　由于不少循证医学证据显示，药物治疗与血管重建治疗（包括 PTRA 及放置支架，和血管外科手术）的远期疗效（有效控制血压及存活率）并无显著差异，所以现在主张应先予降压药治疗，只有对降压药物治疗抵抗时（尤其是检测患侧肾静脉血血浆肾素活性明显增高时），才考虑进行血管重建。

（2）缺血性肾病　既往认为肾动脉狭窄达到重度（如超过 70% 管腔）时，即应做血管重建治疗（首选 PTRA 及放置支架），以防肾功能进一步恶化。不过许多研究显示，如果病变已进展到如下程度，血管重建治疗对挽救肾功能可能已无益：①血清肌酐 >265μmol/L（3mg/dl）或（和）患肾肾小球滤过率 <10ml/min；②肾脏长径 <8cm；③彩色多普勒超声检测叶间动脉血流阻力指数 >0.80。达到上述指标时，是否还要做血管重建治疗，需要慎重考虑。

第三十二章　肾静脉血栓

　　肾静脉血栓（RVT）是指肾静脉主干及其大、小分支的血栓形成。RVT 常见于肾病综合征患者，是肾病综合征的一个重要并发症。RVT 的血栓一旦脱落，形成栓子，即可能造成肺栓塞等严重并发症。

　　在肾病综合征患者中，RVT 的发病率因基础肾脏病的不同而异，在原发性肾病综合征中，膜性肾病的发病率最高，且易发生大血栓；在继发性肾病综合征中，狼疮肾炎及肾淀粉样变的发病率较高，产生这种差异的原因尚不清楚。

【诊断要点】

1. 临床表现

　　RVT 的临床表现取决于血栓形成的快慢、被堵塞静脉的大小、血流阻断程度及是否有侧支循环形成。急性肾静脉大血栓常出现典型临床症状，而慢性肾静脉小血栓，尤其侧支循环形成良好者常无症状。成人肾病综合征并发 RVT 时，约 3/4 病人无明显症状，呈亚临床型 RVT。

　　RVT 的典型临床表现包括：①临床症状：急性 RVT 可出现患侧腰胁痛或腹痛，伴恶心、呕吐及脊肋角叩痛。②尿液检验异常：常见镜下或肉眼血尿（均一性红细胞血尿），并可出现蛋白尿或使原有蛋白尿加重。③肾小球功能异常：主要见于双肾或右肾急性肾静脉主干大血栓时，血清肌酐及尿素氮增高，偶尔引起少尿性急性肾衰竭。④肾小管功能异常：慢性 RVT 有时可引起肾小管功能紊乱，出现肾性糖尿，乃至范科尼综合征及肾小管性酸中毒（详见第四十一章"肾小管性酸中毒"及第四十二章"范科尼综合征"）⑤其他：急性 RVT 可出现发热及末梢血白细胞增多；纤维蛋白溶解可造成血清 D－二聚体及纤维蛋白降解产物增高。此外，RVT 的血栓一旦脱落即可造成肺栓塞，有时亚临床型 RVT，可以此并发症为最早临床表现。

2. 影像学检查

　　RVT 确诊依赖影像学检查，对于无症状的亚临床型患者，影像学检查更是唯一诊断手段。包括如下检查：

　　（1）彩色多普勒超声检查　此检查能观察肾静脉血流变化（狭窄静脉的血流加速、出现湍流；闭塞静脉的血流中止）及肾脏体积变化（急性 RVT 可见患侧肾脏增大），从而提示 RVT。但是，彩色多普勒超声检查诊断 RVT 的敏感性及特异性均差，因此一般仅将其用作为初筛检查。

　　（2）选择性肾静脉造影　经皮股静脉插管选择性肾静脉造影是从前最常用的检查，而且被认为是诊断的"金指标"。如果发现血管腔充盈缺损或静脉分支不显影即可确诊 RVT；若仅观察到某一局部造影剂引流延迟也应怀疑该部位有未被发现的小血栓存在。慢性 RVT，尤其发生在左肾时还常能见到侧支循环。为了提高显影效果，注射碘对比剂前，可先通过导管从肾动脉注入少量肾上腺素，收缩肾动脉，减少肾静脉血流，故而使对比剂更易逆行进入肾静脉，直达小分支，显像更清晰。选择性肾静脉造影的局限性有：①需要用碘对比剂，碘过敏者不能应用，且碘对比剂量大时有致成对比剂肾病的可能（参阅第四十章"对比剂肾病"）。②这是一项有创性检查，有可能引起某些严重并发症，如血栓脱落肺栓塞，或导管损伤血管内膜诱发肾或下肢静脉血栓等。所以目前这项检查已经较少应用。

（3）CT血管造影静脉成像　这是当前普遍应用的检查。急性RVT患者肾脏体积增大，肾静脉内存在低密度充盈缺损，并有时延伸至下腔静脉；慢性RVT患者肾静脉纤细，充盈不均匀，并有时可见侧支循环。有报道CT血管造影诊断RVT的敏感性及特异性接近100%。但是，此检查也需要应用碘对比剂，碘过敏者不能应用，且有致成对比剂肾病的可能。

（4）磁共振血管造影静脉成像　当对碘对比剂过敏而不能做CT血管造影时，可以用钆对比剂做磁共振血管造影来检查RVT，其诊断RVT的敏感性及特异性可与CT血管造影媲美。费用高、检查耗时长、体内有固定金属植入物时不能用此检查是其缺点。

【治疗原则】

1. 抗凝治疗

RVT应重在预防，肾病综合征患者尤应预防RVT发生（详见第五章"原发性肾病综合征"叙述）。预防性抗凝治疗药物如下：

（1）肝素　从前常用肝素钠或肝素钙。用法：肝素钠3125U（每支2ml含12500U），每6h皮下注射一次（肝素钠体内吸收代谢快，4～6h作用消失，为维持恒定的血药浓度需小量反复注射）；肝素钙5000U（1ml:5000U），每12h皮下注射一次。用药时需保持试管法凝血时间达到正常两倍或（和）活化部分凝血活酶时间（APTT）达到正常两倍。

（2）低分子肝素　由于低分子肝素出血风险较肝素小，且每日注射次数少，故不少医疗单位现已用它替代肝素进行预防性抗凝治疗。低分子肝素的半衰期比肝素长（约长2倍以上），预防性用药可以每日皮下注射1次，治疗用药每日皮下注射2次。常用的低分子肝素有伊诺肝素钠、那屈肝素钙及达肝素钠等，治疗剂量常为150～200IUA X a/（kg·d）。肾功能不全患者本药的清除率降低，需要减少剂量，必要时还应监测血清抗活化凝血因子X的活性来指导用药（详见第五章"原发性肾病综合征"）。

（3）口服抗凝药　常选用维生素K拮抗剂华法林。本药起效慢，口服12～24h才开始起效，72～96h方能达到最大抗凝效应，故此药用药初需与肝素或低分子肝素并用，待其起效后才停用注射剂。另外，不同个体对本药的反应不同，治疗必须个体化进行；而且，许多药物均能干扰本药抗凝效果，要注意这些干扰。服用华法林时需要监测凝血酶原时间，使其达到正常的两倍，而且最好用国际标准化比率（INR）作指标，使其达到2.0～3.0。

2. 溶栓及清除血栓治疗

一旦RVT发生，就应根据血栓形成部位、血栓大小、肾功能损害程度来选用如下措施及时治疗：

（1）药物溶栓治疗

①第一代纤溶药物：主要为尿激酶或链激酶。用尿激酶进行溶栓治疗时应如何掌

握剂量及疗程，并无成熟方案可推荐。目前临床上常将尿激酶20万单位稀释于葡萄糖注射液中静脉滴注，每日1次，10次一疗程，可据病情应用一至数疗程。因链激酶有抗原性可致严重过敏反应，且若近期有过链球菌感染史者，血中常有链激酶抗体可使该药于体内失效，故目前临床已少用。

②第二代纤溶药物　主要指基因重组的组织型纤溶酶原激活剂。该类药的特点是具有纤维蛋白选择性，能选择性地激活血栓部位与纤维蛋白结合的纤溶酶原，于血栓部位发挥强溶栓作用，所以其溶栓效果优于第一代纤溶药。首剂可用100mg静脉滴注（先从小壶弹丸式给药15mg，再于30分钟内滴入50mg，最后于60分钟内滴完剩余的35mg）。用药过程需密切监测血浆纤维蛋白原浓度，此药过量可致循环纤维蛋白原减少，出现出血并发症，必须谨慎用药。

（2）介入治疗　主要用于急性RVT伴肾功能迅速减退者。包括导管介入局部药物溶栓治疗、机械血栓切除治疗及机械血栓抽吸治疗，如果机械血栓切除/抽吸后出现了肾静脉狭窄，也能利用介入技术再实施球囊扩张静脉成形术，放置（或不放置）支架来进行治疗。

（3）外科手术　急性双侧肾静脉主干血栓且反复出现肺栓塞的患者可以行外科手术切除血栓，但多数患者疗效不佳，现已较少应用。

（4）注意事项　在进行上述治疗时有如下注意事项：①进行溶栓治疗，或用介入方法行血栓切除或抽吸治疗时，血栓或其碎块有从管壁脱落栓塞肺动脉的风险，对这样的高危患者，应该首先放置下腔静脉滤网。②通过介入方法行血栓切除或抽吸，或通过外科手术行血栓切除前、后都要辅以抗凝治疗，以防血栓再形成。

第三十三章　肾动脉血栓栓塞

肾动脉血栓栓塞是指肾动脉主干或（和）其分支的血栓或栓塞，前者又可进一步分为创伤性及非创伤性血栓形成。本病常引起急性肾动脉阻塞，诱发肾梗死，临床出现急性肾损伤。本病较少见。

【诊断要点】

1. 发病诱因

肾动脉血栓栓塞常有明显的发病诱因，明确诱因将有助诊断。现作一简述：

（1）肾动脉栓塞　栓子成分主要为血凝块，其次为脓毒性赘生物等。栓子常来源于如下位点：①心脏：肾动脉栓塞的栓子主要来源于心脏，最常由心房纤颤或（和）细菌性心内膜炎引起，前者的附壁血栓及后者的瓣膜赘生物都可脱落形成栓子。②主动脉瘤或肾动脉瘤。③其他：肿瘤栓子或脂肪栓子栓塞。

（2）创伤性肾动脉血栓　常由腹部钝性创伤引起，其中机动车事故最常见。此外，肾动脉外科手术、介入检查及治疗也能促进血栓形成。

（3）非创伤性肾动脉血栓　罕见，发病可能与下列因素相关：①肾动脉内膜损伤：包括动脉粥样硬化、感染（如梅毒）及炎症（如 Takayasu 动脉炎及结节性多动脉炎）等。②高凝状态：包括抗磷脂抗体综合征等。

2. 临床表现

肾动脉血栓栓塞的临床表现轻重不一，与其堵塞部位（主干或分支）及程度（完全或部分堵塞）相关。严重堵塞可导致肾缺血及肾梗死，出现如下临床表现。

（1）肾脏局部表现　出现剧烈腰胁痛及腹痛，患侧脊肋角叩痛；呈现血尿（包括肉眼血尿，为均一红细胞血尿）及蛋白尿（常为轻度蛋白尿）；双侧肾动脉栓塞或单侧肾动脉栓塞伴对侧肾动脉痉挛时均可导致无尿性急性肾衰竭。

（2）全身表现　伴随腰腹剧痛，患者常出现恶心、呕吐；肾梗死可导致发热及外周血白细胞增多，并可导致血清乳酸脱氢酶水平升高；患者出现高血压。创伤性肾动脉血栓还常伴随其他器官外伤。

3. 影像学检查

（1）彩色多普勒超声检查　超声检查诊断可靠性差，易出现假阴性，故仅能作为初筛检查。在应用微泡造影剂技术后，其诊断准确性已有一定程度提高。

（2）核素扫描　可见受损部位灌注减少或缺如，具有一定提示意义。

（3）CT 血管造影或磁共振血管造影　常能快速、准确地发现肾动脉或其分支闭塞及肾梗死灶（一个或多个楔形低密度灶，无增强效应）从而诊断本病，但是需要警惕对比剂肾病的发生（尤其对已有肾功能损害的患者）（详见第四十章"对比剂肾病"）。

（4）经皮经腔插管选择性肾动脉造影　诊断本病的"金指标"（出现充盈缺损或完全阻塞），常在造影明确诊断后立即进行介入治疗。做选择性肾动脉造影同样需要警惕对比剂肾病发生的危险（详见第四十章"对比剂肾病"）。

【治疗原则】

肾动脉血栓栓塞确诊后即应尽快开始血运重建治疗，文献报道，肾缺血时间 < 12h，80% 病例的肾功能可以恢复，12 ~ 18h，仅 57% 病例的肾功能可望恢复，而 > 18h，则几无恢复可能。

血运重建治疗的措施如下：①外科手术：通过外科手术取栓。②血管介入：包括肾动脉介入机械血栓切除治疗及机械血栓抽吸治疗，以及肾动脉腔药物溶栓治疗。由于肾动脉血栓栓塞较少见，至今没有不同疗法疗效对比观察的临床试验，所以如何选择治疗方法，目前尚无明确的推荐意见，需要根据病情决定。

除上述切除血栓及溶栓治疗外，尚应配合给予抗凝治疗（可参考第三十二章"肾静脉血栓"）。

当患者出现急性肾衰竭并达到透析指征者，就应及时进行血液透析或腹膜透析治疗（参阅第五十五章"急性肾损伤"）。

第三十四章　胆固醇结晶栓塞肾病

胆固醇结晶栓塞肾病，又称为粥样硬化栓塞肾病。是主动脉或肾动脉壁上的粥样硬化斑块破裂，释出胆固醇结晶，栓塞肾脏小动脉导致的肾损害。

【诊断要点】

1. 易患人群及诱因

常发生于患有动脉粥样硬化症的中老年人，特别是在行主动脉或肾动脉血管外科手术、血管介入检查或治疗后。

2. 临床表现

临床表现轻重取决于胆固醇结晶栓塞的范围。粥样硬化斑块自发破裂导致的肾栓塞，范围较小，临床常无症状，仅在多次自发破裂反复栓塞后出现慢性肾功能不全。而由血管外科手术、介入检查或治疗诱发者，结晶栓塞范围常较广，易出现肾栓塞的典型临床症状。由主动脉的外科手术、介入检查或治疗引起者，还常伴发其他部位的栓塞表现。

（1）肾脏胆固醇结晶栓塞　①急性或亚急性肾衰竭：前者常在诱发事件后 1 周内发生，而后者常在诱发事件后数周至数月逐渐出现。肾衰竭重者需要进行透析治疗。②尿液检验异常：约 1/3 ~ 1/2 的患者尿液检验可出现轻度异常，包括少量蛋白尿、轻度镜下血尿、嗜酸性粒细胞尿及管型尿。③高血压：1/2 以上患者会出现不同程度的高血压，偶见恶性高血压。④外周血嗜酸性粒细胞增多：约 3/4 患者出现，仅出现于急性期。

（2）其他部位胆固醇结晶栓塞　如果胆固醇结晶栓子来自于主动脉，此结晶除栓塞肾脏外，也常同时栓塞下肢及足的小动脉。主要表现是蓝趾综合征（足趾皮肤青紫、疼痛、发凉，严重时出现溃疡及坏疽而需截趾），有时还可见网状青斑。由于皮肤栓塞发生率高，又易于发现，所以当其伴随肾栓塞症状出现时，对提示本病很有意义。

3. 病理表现

本病的病理学特征为发现小动脉中胆固醇结晶，由于病理制片过程已使胆固醇结晶溶解，所以病理片上仅能见到结晶溶解后留下的空隙（狭长形，两头尖、腰部凸的梭形空隙）。肾穿刺组织取材有限，不一定都能见到小动脉胆固醇结晶，但是如果在皮肤栓塞部位取材，则阳性率很高。

【治疗原则】

1. 针对胆固醇结晶栓塞的治疗

并无可推荐的有效治疗方法。已试用过下列药物治疗：①糖皮质激素：激素可通过抗炎及抗纤维化效应而发挥治疗作用，但是临床疗效并不肯定，一般认为早期实施可能有效。②他汀类药：此类药通过稳定粥样硬化斑块、降低血脂及拮抗炎症而发挥作用，但临床效果也不肯定。③低密度脂蛋白清除治疗：用血液净化技术分离血浆，然后通过吸附清除血中低密度脂蛋白、某些致动脉粥样硬化因子和前炎症介质而发挥治疗作用。常与低剂量糖皮质激素配合治疗。

2. 抗高血压治疗

应给予降压药物积极治疗，经常需药物联合应用才能获得良好降压疗效（参阅附录三"肾脏病常用治疗药物"）。

3. 透析治疗

当患者出现肾衰竭并达到透析指征时，应及时进行透析治疗（参阅第五十五章"急性肾损伤"）。腹膜透析及血液透析都可应用。进行血液透析时应尽量减少抗凝剂用量。

本病应该重在预防，对患有动脉粥样硬化的中老年患者，实施血管外科手术、血管介入检查或治疗均应慎重。

第三十五章 血栓性微血管病肾损害

血栓性微血管病（TMA）是一组以小动脉及毛细血管内皮细胞损伤为病理特征的疾病，它能导致血管壁增厚，血小板血栓形成，血管腔狭窄或闭塞，靶器官缺血或（和）梗死。TMA 包括许多疾病，其中血栓性血小板减少性紫癜（TTP）、典型溶血性尿毒症综合征及非典型溶血性尿毒症综合征（aHUS）较常见。典型 HUS 常由大肠埃希菌 O157：H7 肠道感染引起，志贺毒素致病，主要发生于 5 岁前儿童，呈暴发流行。本章将只重点讨论 TTP 及 aHUS。

【诊断要点】

HUS 及 TTP 临床上均以微血管内溶血性贫血、血小板减少、急性肾衰竭、中枢神经系统异常及发热为主要表现。既往认为 70% 的 HUS 患者并无中枢神经系统异常及发热，仅呈现前 3 种表现，而且肾损害最突出；而 TTP 患者上述 5 种表现均呈现，并以中枢神经系统表现最明显。但是，现在认为仅从上述临床表现实难将二者准确鉴别，大约 30% 的 HUS 患者能呈现上述 5 种表现，而约 25% 的 TTP 患者也同样发生严重肾脏损害，出现急性肾衰竭。准确的鉴别除参考上述临床表现外，还需要进行一些重要的实验室检查。

1. 临床表现

（1）微血管内溶血性贫血 应按如下 3 个步骤进行分析：①首先应肯定存在溶血：患者血红蛋白下降，网织红细胞增高，出现溶血性黄疸（血清间接胆红素增高，尿胆原增多），均支持溶血。②其次需证实为血管内溶血：患者血浆游离血红蛋白增加，血清结合珠蛋白下降，血清乳酸脱氢酶升高及尿含铁血黄素阳性等，均支持血管内溶血。③最后需确定为微血管内溶血：需行外周血破碎红细胞计数检查。根据 2012 年国际血液病学标准化委员会（ICSH）制订的《破碎红细胞鉴定、诊断价值及定量的推荐意见》，外周血破碎红细胞比例超过 1% 才能诊断微血管内溶血，这是诊断的必备条件。需要注意的是，此检查的准确性很受检验员技术水平影响，操作过程及结果判断必须标准化。

（2）血小板减少 TTP 常严重，可达 $20 \times 10^9/L$ 以下，伴出血；而 aHUS 较轻，常在于 $(50 \sim 100) \times 10^9/L$ 水平。

（3）急性肾衰竭 出现少尿或非少尿型急性肾衰竭，伴血尿及蛋白尿。TMA 肾损害的确诊有赖于肾穿刺病理检查，可见如下病变：①肾脏小动脉：内皮细胞肿胀，内膜黏液样水肿（早期）及"洋葱皮"样（呈同心圆样排列）纤维化（晚期），伴或不伴微血栓；②肾小球：内皮细胞弥漫增生并肿胀，毛细血管腔变窄，有时可见系膜溶解，伴或不伴微血栓，电镜下基底膜内疏松层增宽为其重要特征。

（4）中枢神经系统表现 出现头痛、意识模糊、淡漠、失语、谵妄、惊厥及昏迷等神经精神症状。

（5）发热 常表现为低热。

2. 实验室检查

除了上述关于微血管内溶血的各项实验室检查外，诊断及鉴别 HUS 及 TTP 还应进行如下特殊检验：

（1）血栓性血小板减少性紫癜　TTP 是由 ADAMTS－13 活性下降致病，ADAMTS－13 是血管假性血友病因子（vWF）的特异性裂解蛋白酶，它的活性下降将会导致 vWF 多聚体不被降解，从而增加血小板粘附及聚集，形成血小板血栓。ADAMTS－13 的活性下降也可由先天遗传或后天获得引起。所以，有条件时应检测患者循环血液中 ADAMTS－13 活性及抗体，并检测其编码基因。

2018 年澳大利亚及新西兰共同制订的《血栓性血小板减少性紫癜诊断与治疗共识意见》指出，ADAMTS－13 活性＜10% 即可诊断 TTP。若 ADAMTS－13 活性＜10% 且血清 ADAMTS－13 抗体阳性，即考虑为获得性 TTP；若 ADAMTS－13 活性＜10% 而血清 ADAMTS－13 抗体阴性，则提示先天性 TTP。同时进行基因检测。

（2）非典型溶血性尿毒症综合征　aHUS 是由补体旁路途径过度激活导致，与补体旁路激活调节因子（如 H 因子、I 因子或膜辅因子蛋白）的表达下调，或补体旁路途径组成成分（如 B 因子）的表达异常相关，它们可由先天遗传或后天获得引起。因此，有条件时应检测循环中的补体 C3、H 因子、I 因子及 B 因子水平及抗 H 因子抗体，并用流式细胞技术检测 MCP 表达。若有可能还应检测上述因子/蛋白的编码基因。

由于 aHUS 缺乏特异性实验室检查，所以需要依靠除外法来进行诊断，在 TMA 确定后，至少要除外 TTP 及典型 HUS 才能诊断 aHUS。检测血清 ADAMTS－13 活性，TTP 应＜10%，而 aHUS≥10%；典型 HUS 常有明显的前驱肠道感染史，于血性腹泻后 3～14 天发生 TMA，大便或肛内拭子细菌培养为大肠埃希菌 O157：H7，志贺毒素检测阳性，可资鉴别。

【治疗原则】

由于 aHUS 及 TTP 病情常危重，故主张尽快实施血浆置换为主的综合治疗，aHUS 与 TTP 的治疗措施有相同处，但又不完全一致。

1. 血浆置换治疗

血浆置换治疗应当在临床症状出现 24h 内开始，尤其是已出现严重肾脏或（和）中枢神经症状时，若治疗延迟会致治疗无效。所以对高度疑诊的 aHUS 及 TTP 患者，可在等待检查结果时即开始血浆置换治疗。

血浆置换时输入的新鲜冰冻血浆能补充患者缺乏的物质（例如 aHUS 缺乏的 H 因子及 I 因子，TTP 缺乏的 ADAMTS－13 等），而血浆置换还能清除循环中的致病物质（例如 aHUS 的抗 H 因子抗体，及 TTP 的 vWF 多聚体及抗 ADAMTS－13 抗体等），因此发挥治疗作用。

可以每日进行一次血浆置换，每次每千克体重置换 60ml，至少置换 5 次，直至血小板计数＞$100×10^9$/L，且破碎红细胞＜2%，然后改为隔日置换一次，再减至每周置换两次，病情稳定后停用。

如果没有血浆置换条件，应每日输注新鲜冰冻血浆，当然这只能补充缺乏的补体因子或 ADAMTS－13，而无清除致病物质的作用。

2. 依库珠单抗治疗

这是针对 aHUS 的治疗。依库珠单抗是人源单克隆抗体，能与补体 C5 结合，使 C5 避免被 C5 转换酶裂解产生 C5a 及 C5b，从而阻断补体后期成分活化及膜攻击复合体 C5b – 9 形成，发挥治疗 aHUS 的作用。2011 年 FDA 及 EMA 都已先后批准用依库珠单抗治疗 aHUS。

3. 糖皮质激素及免疫抑制剂

这是针对抗 ADAMTS – 13 抗体致病的获得性 TTP 的治疗。常用糖皮质激素治疗（如泼尼松或泼尼松龙每日 1mg/kg 口服，重症可在治疗最初 3 日用甲泼尼龙每日 1g 静脉滴注），并与血浆置换配合应用。严重或复发病例也可用利妥昔单抗（抗 CD20 单克隆抗体）进行治疗。

4. 支持治疗

由感染引起或合并感染者要积极控制感染。严重贫血及血小板减少患者可输注红细胞及血小板悬液。急性肾衰竭患者应尽早开始血液净化治疗（参阅第五十五章"急性肾损伤"）。

第三十六章 左肾静脉受压综合征

左肾静脉受压综合征又称为"胡桃夹综合征"，是肠系膜上动脉与腹主动脉挤压位于其间的左肾静脉而导致的疾病，临床可见血尿或（和）直立性蛋白尿。

【诊断要点】

1. 易患人群

本病常见于瘦长体型（无力型）青少年，此体型患者站立时内脏下垂，使肠系膜上动脉与腹主动脉间夹角变小，而挤压左肾静脉。

2. 临床表现

（1）血尿　常为镜下血尿，偶见肉眼血尿，运动后加重，相差显微镜检查为均一红细胞血尿。

（2）直立性蛋白尿　此为临床最主要表现。卧床时尿蛋白阴性，直立位脊柱背伸站立半小时尿蛋白即出现。

（3）其他表现　解剖上，女性的左卵巢静脉和男性的左精索静脉血液是先流入左肾静脉，再进入下腔静脉。左肾静脉严重受压时即会造成上述生殖腺静脉的血液回流受阻，女性可能出现盆腔静脉充血症状（如骨盆区疼痛、月经不调、痛经及性交不适等），男性可能出现左精索静脉曲张。

3. 影像学检查

（1）彩色多普勒超声检查　测量左肾静脉受压狭窄处（a）及远端扩张段（b）的静脉内径，计算其比率 b/a。一般认为，平卧时 b/a＞3，直立时（脊柱背伸直立 20 分钟）b/a＞5，即能诊断左肾静脉受压。另外，还可同时测量上述部位的血流峰值速度，计算其比率，此比率＞4 有诊断意义。临床上常将此检查作为首选检查。

（2）CT 血管造影或磁共振血管造影　二者都能清楚地显示左肾静脉、肠系膜上动脉及腹主动脉之间的解剖关系，能测定左肾静脉内径，发现肾静脉受压处狭窄及远端迂曲扩张，并能观察有否侧支循环形成，对诊断很有帮助。

（3）选择性左肾静脉造影及肾静脉－下腔静脉压力梯度测定　这需要行经皮经腔插管检查。行选择性肾静脉造影可发现左肾静脉受压，并能观察远端静脉迂曲扩张及侧支循环形成情况。利用此插管还能进行肾静脉－下腔静脉压力梯度测定，对诊断很有帮助。这两项检查被认为是诊断左肾静脉受压的"金指标"。

如果患者临床表现很轻（镜下血尿或直立性蛋白尿），不准备进行介入或外科治疗，则进行彩色多普勒超声检查即可，阳性患者无必要再进行其他检查。但是，如果彩色多普勒超声检查难下结论，或者临床症状重（如明显肉眼血尿）准备行介入或外科治疗时，则应在超声检查后再行进一步检查。行经皮经腔左肾静脉插管造影的患者，在确诊后还可立即进行左肾静脉放置支架治疗。

上述各项检查仅能证明有左肾静脉受压存在，在此基础上，还需要除外各种能引起血尿或（和）直立性蛋白尿的疾病（必要时需做肾穿刺病理检查），才能最后确诊左肾静脉受压综合征。这需予以注意。

【治疗原则】

1. 轻症患者的处理

仅表现为镜下血尿或（和）直立性蛋白尿的瘦长体型青少年患者，一般无需治疗，随着年龄增长，身体发育壮实后上述临床表现常能自发减轻或消失。

2. 重症患者的治疗

对于少数肉眼血尿明显，甚至引起贫血的患者，以及左侧精索静脉曲张严重的患者（男性），或盆腔静脉充血症状明显的患者（女性），仍应考虑进行介入治疗或外科手术，以解除左肾静脉受压，缓解病症。

（1）介入治疗　利用介入方法于左肾静脉受压处放置支架，能显著改善症状。放置支架之后需要抗凝治疗半年。

（2）外科手术　已有多种手术方式被报道，如左肾静脉移位术、肠系膜上动脉移位术、脾-肾静脉旁路手术、左生殖腺静脉-下腔静脉旁路手术等，其中左肾静脉移位术采用最多。

何时选择血管介入治疗与何时选择外科手术治疗，目前尚无明确推荐意见。一般而言，应该首选介入治疗，对不能进行介入治疗或介入治疗失败的患者，才考虑外科手术。

第三十七章　急性间质性肾炎

急性间质性肾炎（AIN），又称急性肾小管间质性肾炎，是一组以临床出现急性肾损伤、病理以肾间质炎细胞浸润及水肿为主要表现的肾脏病。根据病因可分为药物相关性 AIN、感染相关性 AIN 及自身免疫性 AIN。下文仅着重讨论药物相关性 AIN。

【诊断要点】

1. 用药史

能引起 AIN 的药物种类繁多，主要包括抗生素、磺胺类抗菌药、非甾类抗炎药、利尿剂等。

2. 临床表现

（1）药物过敏表现　常在服药后数小时至 2 周内发病。主要表现为药物热、药疹、外周血嗜酸性粒细胞增高，少数病例还可出现轻微关节痛和淋巴结肿大。某些患者还可出现血液系统（如血小板减少）或（和）肝脏（如丙氨酸氨基转移酶升高）损害表现。

（2）尿检验异常　包括蛋白尿（常为轻度蛋白尿，定量在 1g/d 左右），血尿（偶出现肉眼血尿），白细胞尿（常出现无菌性白细胞尿，AIN 早期还能发现嗜酸性粒细胞尿）及管型尿（包括颗粒管型、白细胞或红细胞管型）。

（3）急性肾功能损伤　可见不同程度的肾小球功能异常，常出现少尿或非少尿性急性肾衰竭，部分患者需要透析治疗。肾小管功能损害突出，常出现肾性糖尿、低渗透压尿及低比重尿，偶见范科尼综合征或（和）肾小管性酸中毒（参阅第四十一章"肾小管性酸中毒"及第四十二章"范科尼综合征"）。

3. 病理表现

（1）光学显微镜检查　可见肾间质水肿，弥漫性淋巴细胞及单核细胞浸润，伴嗜酸性粒细胞及数量不等的中性粒细胞浸润，有时可见上皮样细胞肉芽肿及肾小管炎。肾小管上皮细胞呈退行性变，重者出现灶状坏死。肾小球及肾血管正常。

（2）免疫荧光检查　一般均为阴性。由新型青霉素I（又名甲氧西林）引起者有时可见 IgG 及 C3 沿肾小球基底膜呈线样沉积。

（3）电子显微镜检查　能进一步证实光镜所见。

需要注意的是，NSAIDs 引起的 AIN 可能呈现如下独特表现：①服药至发病的间隔时间：有时可长达数月。②全身过敏表现：临床上可无药疹及药物热等表现。③肾病表现：除出现 AIN 的临床表现外，有时还能呈现大量蛋白尿，甚至肾病综合征。④肾脏病理检查：除可见 AIN 的上述病理表现外，还可能见到肾小球微小病变病表现（脏层上皮细胞足突广泛融合）。NSAIDs 所致 AIN 的这些特点应予注意。

具有明确用药史及典型药物过敏表现、尿检异常和急性肾损伤者，可以不行肾穿刺活检，而是开始进行针对 AIN 的诊断性治疗。但是，对于临床表现不典型，尤其缺乏药物过敏表现者，则必须及时进行肾穿刺病理检查，病理检查是诊断 AIN 的

"金指标"。

【治疗原则】

1. 停用致敏药物

要及时停用致敏药或可疑致敏药，并要避免再次使用同类药物。许多患者在停用相关致敏药后，病情即可显著改善乃至恢复，而无需进行免疫抑制治疗。

2. 免疫抑制治疗

（1）糖皮质激素　可给予泼尼松 30～40mg/d，若患者肾功能在用药 2～3 周内获得改善，则可逐渐减量。共服用 2～3 个月。应用激素常能加快疾病缓解。

（2）免疫抑制剂　大多数病例皆无需并用免疫抑制剂。不过如果治疗开始偏晚，且单用激素疗效欠佳时（糖皮质激素规律治疗 2 周未见肾功能好转），仍可考虑加用环磷酰胺 2mg/（kg·d）口服，仅服用 4～6 周。

3. 透析治疗

急性肾衰竭患者达到透析治疗指征时，应及时进行透析治疗，以维持生命，赢得治疗时间（参阅第五十五章"急性肾损伤"）。

第三十八章 慢性马兜铃酸肾病

慢性马兜铃酸肾病（CAAN）系较长时期小量服用含马兜铃酸成分中草药导致的慢性肾小管间质肾病。既往本病曾被国外学者称为"中草药肾病"，这称呼显然不当。

近年已发现原被认为是地方性肾脏病的"巴尔干肾病"实质上就是CAAN。当地麦田中生长的一种植物铁线莲马兜铃的种子，在收割小麦时混入了麦粒中，被一同加工成面粉，居民长期食用此面粉后患病。

2003及2004年我国已禁用了三种最常见的含马兜铃酸成分的致病中药——关木通、广防己及青木香，国内CAAN的新发病例已显著减少，但是现在尚有朱砂莲、马兜铃、天仙藤、寻骨风等含马兜铃酸成分的中草药仍被允许临床应用，故对此疾病仍应警惕。

另外，本病还常伴发尿路（肾盂、输尿管或膀胱）上皮细胞癌。

【诊断要点】

1. 患者有持续小量服用含马兜铃酸中草药数月，或间断小量服用数年的历史。

2. 尿液检验呈现轻度蛋白尿（尿蛋白定量常 <1g/d），伴或不伴轻度镜下血尿（为变形红细胞血尿）及管型尿。

3. 肾功能损害呈进行性进展，早期肾小管功能损害较肾小球功能损害重，后期血清肌酐亦增高。疾病进展速度因人而异（与服用含马兜铃酸药物的累积量大小及快慢相关），重者半至一年、轻者十余年后进入终末期肾衰竭。

肾小管功能损害包括：近端肾小管重吸收功能损害（如出现肾性尿糖或范科尼综合征，尿 α_1 微球蛋白等小分子蛋白增多），远端肾小管浓缩功能损害（如出现夜尿多，尿比重及渗透压降低），及尿酸化功能损害（如Ⅰ或Ⅱ型肾小管性酸中毒）。

4. 本病肾性贫血出现较早，伴随肾功能损害并常出现高血压。

5. 后期肾脏体积缩小，且双肾大小常不一致。

6. 肾穿刺病理检查呈现多灶状或片状寡细胞性肾间质纤维化，伴肾小管萎缩。肾小球形态正常或呈现缺血性皱缩及硬化。

【治疗原则】

此病无良好治疗方法，仅能对症治疗。

1. 及时停服含马兜铃酸成分中草药。

2. 肾小管性酸中毒患者应予纠正酸中毒及补钾治疗（Ⅰ型肾小管性酸中毒予含枸橼酸钾的枸橼酸合剂服用，Ⅱ型肾小管性酸中毒还常需同时服用碳酸氢钠）；已经发生骨病时还可小心地应用骨化三醇及钙剂（参阅第四十一章"肾小管性酸中毒"）。

3. 范科尼综合征的患者出现严重低磷血症时，可予中性磷酸盐及骨化三醇治疗（参阅第四十二章"范科尼综合征"）。

4. 慢性肾功能不全患者应予以非透析保守治疗，包括纠正贫血及高血压。（参阅第五十七章"慢性肾衰竭"）。

5. 进入终末期肾衰竭后，应及时实施肾脏替代治疗，包括血液透析、腹膜透析及肾移植（参阅第五十七章"慢性肾衰竭"）。

由于本病无良好治疗方法，故应以预防为主。对目前尚允许继续临床应用的含马兜铃酸中草药必须加强管理及规范应用。

另外，CAAN 患者伴发尿路（肾盂、输尿管或膀胱）上皮细胞癌的概率高，为此 CAAN 患者（包括已做透析治疗或肾移植的患者）均应定期进行尿液检验，一旦出现明显的镜下血尿或肉眼血尿，且红细胞形态检查为均一红细胞血尿时，就应及时前往泌尿外科就诊，进行肿瘤相关检查。

第三十九章　镇痛药肾病

镇痛药肾病是指长期服用某些非甾体抗炎药导致的慢性肾小管间质性肾病及急性肾乳头坏死。此病常由非那西丁、对乙酰氨基酚等药引起，它们的复方制剂（如与阿司匹林或安替比林制成的复方）比单方更易致病。不过，近年也有其他非甾体抗炎药复方制剂致病的报道。另外，本病还常易伴发尿路（肾盂、输尿管或膀胱）上皮细胞癌。

【诊断要点】

1. 慢性肾小管间质性肾病

（1）有长期服用非甾体抗炎药物史，药物累积量常达 1~3kg。

（2）尿液检验呈现少量蛋白尿（尿蛋白定量常 <1g/d）、伴或不伴轻度镜下血尿（为变形红细胞血尿）、无菌性白细胞尿及管型尿。

（3）早期呈现肾小管功能损害，其中远端肾小管功能损害（夜尿增多，尿比重及渗透压降低，部分病人还出现Ⅰ型肾小管性酸中毒）最常见，近端肾小管功能损害（肾性糖尿、范科尼综合征及Ⅱ型肾小管性酸中毒）较少见（参阅第四十一章"肾小管性酸中毒"及第四十二章"范科尼综合征"）。后期肾小球功能也受损（肾小球滤过率下降，而后血清肌酐升高），逐渐进入终末期肾衰竭。

（4）伴随肾功能损害进展，患者常出现贫血及高血压。

（5）肾脏超声检查显示体积缩小。

（6）病理检查主要表现为多灶状或片状肾间质纤维化，伴单核细胞浸润及肾小管萎缩，肾小球形态正常或呈现缺血性皱缩及硬化。

2. 急性肾乳头坏死

（1）具有长期服用非甾体抗炎药物史及呈现上述慢性肾小管间质性肾病表现。

（2）患者突然出现明显腰痛及肉眼血尿（为均一红细胞血尿），尿中有血丝、血块及坏死肾组织。

（3）血块或坏死肾组织嵌顿输尿管时还能诱发肾绞痛，乃至肾后性急性肾衰竭。

（4）肾盂造影可发现肾盏杯状结构破坏（呈现杵状充盈），并出现环状影（系对比剂进入未完全脱落的乳头周围显示的影像）。

（5）病理检查证实尿中排出的组织为坏死肾乳头。

当然，出现肉眼血尿及血丝、血块时，还需要与尿路（肾盂、输尿管或膀胱）癌症进行鉴别。

【治疗原则】

1. 慢性间质性肾炎

（1）及时停服非甾体抗炎药。

（2）出现肾小管性酸中毒时应纠正酸中毒并予补钾治疗（服用含枸橼酸钾的枸橼酸合剂，Ⅱ型肾小管性酸中毒还常需同时服用碳酸氢钠）；已经发生骨病时还可小心地应用骨化三醇及钙剂（参阅第四十一章"肾小管性酸中毒"）。

（3）范科尼综合征的患者出现严重低磷血症时，可予中性磷酸盐及骨化三醇治疗（参阅第四十二章"范科尼综合征"）。

（4）慢性肾功能不全患者应予以非透析保守治疗，包括纠正贫血及高血压（参阅第五十七章"慢性肾衰竭"）。

（5）进入终末期肾衰竭后，应及时实施肾脏替代治疗，包括血液透析、腹膜透析及肾移植（参阅第五十七章"慢性肾衰竭"）。

2. 急性肾乳头坏死

（1）保证液体入量，使每日尿量达 2000ml 以上，以降低药物在肾髓质的浓度，并冲洗尿路中的坏死脱落组织。

（2）对症处理包括针对出血的止血及输血治疗，针对肾绞痛的解痉止痛治疗，以及应用抗菌药物防治感染。

（3）出现尿路梗阻时，应请泌尿外科会诊做相应处理。

（4）如已出现肾后性急性肾衰竭，则应在请泌尿外科会诊处理的同时，及时予以透析治疗。

由于本病无良好治疗方法，故应以预防为主。对滥用非甾体抗炎药的患者应及时进行宣传教育，嘱其停止服药。

第四十章　对比剂肾病

对比剂肾病（CIN）是血管内注射对比剂做影像学检查时，由于对比剂毒性引起的急性肾损伤。既往认为只有碘对比剂会引起肾损害，而钆对比剂不会，但是近十余年发现钆对比剂同样能引起急性肾损害，这必须注意。但是由于目前钆对比剂肾病的研究资料尚欠充分，故本章仅讨论碘对比剂肾病的诊断及防治。

【诊断要点】

1. 危险因素

碘对比剂肾病的危险因素包括：使用对比剂剂量过大或（和）使用离子化高渗对比剂、高龄、慢性肾功能不全、糖尿病、高血压、急性心肌梗死、心力衰竭、血容量不足及进行主动脉内气囊反搏治疗等。

2. 诊断标准

国内外采用最多的是欧洲泌尿生殖放射协会（ESUR）1999 年发表的《对比剂肾病：共识报告》中制订的标准，此标准规定血管内给予碘对比剂后 3 天内，血肌酐值（Scr）升高 $\geqslant 44.2\mu mol/L$（0.5mg/dl），或较基线值升高 $\geqslant 25\%$，并能排除其他原因所致肾损伤时，对比剂肾病诊断即成立。

而后不少学者发表论著指出，以"Scr 较基线值升高 $\geqslant 25\%$"这一相对值对 CIN 进行诊断，标准会太松，易造成过度诊断。ESUR 也已于 2011 年发文承认存在这个缺陷，但是没有提出修正数据，而是建议听取肾脏病学家意见。

为此，此后即有学者采用国际"急性肾损伤网络"（AKIN）于 2007 年发表的《改善急性肾损伤预后的倡议报告》制定的急性肾损伤诊断标准，或者采用"国际肾脏病：改善全球预后"组织（KDIGO）于 2012 年发表的《急性肾损伤临床实践指南》制订的对比剂急性肾损伤诊断标准进行诊断。

AKIN 制订的急性肾损伤标准是：2 天内 Scr 升高 $\geqslant 26.5\mu mol/L$（0.3mg/dl），或较基线值升高 $\geqslant 50\%$；KDIGO 制订的对比剂急性肾损伤标准与其他病因所致急性肾损伤诊断标准相同，具体为：2 天内 Scr 升高 $\geqslant 26.5\mu mol/L$（0.3mg/dl），或在已知或假定的 7 天内 Scr 较基线值升高 $\geqslant 50\%$。

所以，目前国际上 CIN 诊断标准并未统一，上述诊断标准各有利弊，目前国内尚无由肾内科主持或参与制订的 CIN 诊断标准。但是无论使用哪个标准，都需要注意，造影前及造影后头 3 天必须每日检测 Scr，无造影前的 Scr 基线值将无法进行 CIN 诊断，若造影后头 3 天做不到每日检测 Scr，将可能造成漏诊。在 KDIGO 制订的诊断标准中有"在已知或假定的 7 天内 Scr 较基线值升高 $\geqslant 50\%$"的条款，但临床上要观察 Scr 变化至造影后 7 天，恐难实现。

【治疗原则】

碘对比剂肾病应以预防为主，可考虑采用如下措施。

1. 严格掌握使用碘对比剂造影的适应证，对具有高危因素的患者要慎重，要在仔细权衡利弊后才实施。

2. 造影前停用可能增加对比剂肾病风险的药物，如肾毒性抗生素、非甾体抗炎药、钙调神经磷酸酶抑制剂（环孢素及他克莫司）等。

3. 使用非离子化等渗或低渗碘对比剂，取代离子化高渗碘对比剂。

4. 尽量减少碘对比剂用量，并避免在短时间内（如1周内）重复使用碘对比剂。

5. 造影前后进行水化处理，即造影前 $3 \sim 12h$ 开始静脉滴注等渗晶体液（等渗氯化钠或碳酸氢钠溶液），滴注至造影后 $6 \sim 24h$，滴速每小时 $1.0 \sim 1.5ml/kg$，使每小时尿量达 $75 \sim 125ml$，以促进碘对比剂从体内排除。

6. 对于不能耐受水化处理的心、肾疾病患者，可考虑于造影后尽快（最好在造影后半小时内，越快越好）实施连续性血液净化（CBP）处理，一般常使用连续性静 - 静脉血液滤过（CVVH），持续进行 12h，但是不超滤脱水。这也能促进碘对比剂从体内排除。

7. 可考虑预防性用药，包括他汀类药、N - 乙酰半胱氨酸、抗坏血酸、茶碱及前列腺素 E_1 等。近年的一些随机对照临床试验及荟萃分析认为他汀类药预防 CIN 有效，尤其与水化治疗相配合时，而其他药物至今均缺乏证据肯定其预防效果。

8. 对比剂肾病一旦发生，达到急性肾衰竭透析指征者，就应及时进行透析治疗（包括血液透析或腹膜透析，参阅第五十五章"急性肾损伤"），以维持生命赢得疾病恢复时间。

对比剂肾病发生后，血清肌酐常于造影后第 $3 \sim 5$ 天达到高峰，而后逐渐下降，约于第 $7 \sim 10$ 天恢复至原有水平。为此，血清肌酐下降到基础值前一定要密切监测。

第四十一章 肾小管性酸中毒

肾小管性酸中毒（RTA）是近端肾小管重吸收碳酸氢盐离子（HCO_3^-）障碍或（和）远端肾小管排泌氢离子障碍，所导致的阴离子间隙（AG）正常的高氯性代谢性酸中毒。部分患者虽已有肾小管酸化功能障碍，但临床尚无酸中毒表现，此时则称为不完全性肾小管性酸中毒。

依据病变部位及发病机制，现常将肾小管性酸中毒分为 4 型：远端肾小管性酸中毒（Ⅰ型），近端肾小管性酸中毒（Ⅱ型），混合型肾小管性酸中毒（Ⅲ型）及高血钾型肾小管性酸中毒（Ⅳ型）。现分别作一简介。

【诊断要点】

1. Ⅰ型肾小管性酸中毒

主要表现为：血清氯离子（Cl^-）增加，钾离子（K^+）减少，尿中可滴定酸或（和）铵离子（NH_4^+）减少，尿液不能酸化至 pH <5.5，血 pH 值下降，但阴离子间隙正常。

患者常出现高尿钙、高尿磷、低血钙、低血磷及继发性甲状旁腺功能亢进。严重的钙磷代谢紊乱常引起骨病（儿童佝偻病及成人软骨病）、肾结石及肾钙化。

不完全性Ⅰ型 RTA（已存在尿酸化功能障碍，但是尚未出现代谢性酸中毒）患者尚需做氯化铵负荷试验（有肝病者可用氯化钙代替氯化铵进行试验），只有尿 pH 值始终 >5.5 才能确诊。

2. Ⅱ型肾小管性酸中毒

Ⅱ型肾小管性酸中毒常是范科尼综合征的一个组成部分（详见第四十二章"范科尼综合征"）。与Ⅰ型肾小管性酸中毒比较，本型有如下特点：①虽均为 AG 正常的高血氯性代谢性酸中毒，但是尿液检验可滴定酸及 NH_4^+ 正常，而 HCO_3^- 增多。而且由于尿液仍能在远端肾小管酸化，故尿 pH 值仍常在 5.5 以下。②低钾血症常较明显，但是低钙血症及低磷血症远比Ⅰ型肾小管性酸中毒轻，骨病也较轻，并极少出现肾结石及肾钙化。

不完全性Ⅱ型 RTA 患者也需要做碳酸氢盐重吸收试验，只有碳酸氢盐排泄分数 >15% 才能确诊。

3. Ⅲ型肾小管性酸中毒

同时具有Ⅰ型及Ⅱ型肾小管性酸中毒的表现，即尿中可滴定酸或（和）NH_4^+ 减少，尿 HCO_3^- 增多，临床表现较重。

4. Ⅳ型肾小管性酸中毒

Ⅳ型肾小管性酸中毒有如下特点：①多见于某些轻、中度肾功能不全患者（GFR >30ml/（min·1.73m²）），特别是由糖尿病肾病、梗阻性肾病或慢性间质性肾炎引起者。②临床上呈现 AG 正常的高血氯性代谢性酸中毒及高钾血症，其酸中毒及高血钾严重度与肾功能不全严重度不成比例。③尿 NH_4^+ 减少，但是酸负荷时尿 pH 值仍可能下降至

5.5 以下。④血清醛固酮水平降低，但也有正常者，而后者的远端肾小管对醛固酮反应减弱（肾小管醛固酮抵抗）。

【治疗原则】

1. 纠正代谢性酸中毒

Ⅰ至Ⅲ型肾小管性酸中毒均可用枸橼酸及枸橼酸钾合剂治疗，但是Ⅱ型还常需并用大剂量碳酸氢钠（6～12g/d）才能有效控制酸中毒。Ⅳ型肾小管性酸中毒用上述枸橼酸合剂有可能加重高钾血症，故可改用枸橼酸及枸橼酸钠合剂，也常并用碳酸氢钠，纠正酸中毒及补充钠盐均有利于降低高血钾。用上述药物治疗后，应力争将血清 HCO_3^- 矫正至 22～24mmol/L 水平。

2. 纠正电解质紊乱

纠正Ⅰ～Ⅲ型肾小管性酸中毒患者的低钾血症，可予口服 10% 枸橼酸钾溶液，或含枸橼酸钾的枸橼酸合剂治疗，但不要应用氯化钾，以免加重高氯性酸中毒。Ⅳ型肾小管性酸中毒患者的高钾血症，应避免应用潴钾药物及进食含钾高的食物、饮料和药物（包括中药汤剂），可口服离子交换树脂如聚丙乙烯磺酸钠及服用利尿剂如呋塞米来促进钾排泄。出现严重高血钾（≥6.5mmol/L）时应及时进行透析治疗。

3. 防治肾结石和肾钙化

Ⅰ型肾小管性酸中毒需特别注意肾结石和肾钙化的预防，服用枸橼酸及枸橼酸钾合剂是有效防治措施之一。此合剂除能纠正代谢性酸中毒及补钾外，还能使尿钙以枸橼酸钙形式排出，枸橼酸钙溶解度高，不易形成肾结石及肾钙化。

4. 骨病治疗

对已发生严重骨病而无肾结石及钙化的患者，可小心应用骨化三醇及钙剂治疗。

5. 其他治疗

重症Ⅱ型肾小管性酸中毒患者在服用枸橼酸及枸橼酸钾合剂和碳酸氢钠的同时，还可配合服用小剂量氢氯噻嗪以增强近端肾小管 HCO_3^- 重吸收，纠正酸中毒。

对存在低醛固酮血症或肾小管醛固酮抵抗的Ⅳ型肾小管性酸中毒患者，可考虑给予口服氟氢可的松治疗，但是此药能导致明显的水钠潴留，常需配合袢利尿剂应用。

此外，应积极治疗导致肾小管性酸中毒的基础疾病。

第四十二章　范科尼综合征

范科尼综合征是近端肾小管复合转运功能缺陷导致的疾病，患者出现肾性糖尿、氨基酸尿、磷酸盐尿、尿酸盐尿及碳酸氢盐尿等，并相应出现低磷血症、低尿酸血症及肾小管性酸中毒，严重时还能继发骨病（儿童佝偻病及成人骨软化症），并导致儿童生长发育延迟。本病可为先天遗传性疾病，也可为后天获得性疾病，成人患者多为后者。

【诊断要点】

1. 致病因素

成人范科尼综合征常为后天获得性疾病，主要致病因素包括：①药物：例如含马兜铃酸中草药肾损害、镇痛药肾病、抗病毒药物阿德福韦酯及替诺福韦酯肾损害及抗生素（如过期四环素及氨基糖苷类抗生素）肾损害等。②系统性疾病：例如干燥综合征、淀粉样变病等。③重金属：例如汞、铅、镉等肾损害。

2. 主要表现

包括：①肾性糖尿：肾糖阈降低造成，尿糖排出量一般不超过 $10g/d$，并不引起低血糖。②氨基酸尿：为全氨基酸尿，一般也不会引起机体氨基酸缺乏。③磷酸盐尿：常引起低磷血症，严重时可引起儿童佝偻病及成人骨软化症。具备上述 3 条表现即可诊断范科尼综合征。

3. 其他表现

包括：①尿酸盐尿：常引起低尿酸血症。②碳酸氢盐尿：可因此引起近端肾小管性酸中毒，呈现高氯血症、低钾血症及阴离子间隙正常的代谢性酸中毒。③轻度蛋白尿：部分患者可出现，以低分子蛋白为主，提示为肾小管性蛋白尿。

此外，部分患者还可能出现血容量不足表现，这与糖尿导致渗透性利尿及低钾肾病导致肾脏浓缩功能障碍相关。

【治疗原则】

1. 病因治疗

某些能够治疗的基础疾病应该积极治疗，如以糖皮质激素治疗干燥综合征及重金属中毒实施促毒物排泄治疗等，随着基础疾病好转，部分范科尼综合征患者的病情也可好转。

2. 对症治疗

包括：①针对肾小管性酸中毒给予碱性药，如枸橼酸与枸橼酸钾合剂及碳酸氢钠，并补充钾盐。②针对严重低磷血症可补充中性磷酸盐，并给予骨化三醇，如此也能防治骨病。而肾性糖尿、氨基酸尿及低尿酸血症一般不需要进行治疗。

第四十三章　尿道炎

本章所述尿道炎系性传播疾病引起的尿道炎，主要分为淋菌性尿道炎及非淋菌性尿道炎两种，下文将分别叙述。

第一节　淋菌性尿道炎

淋菌性尿道炎为淋病奈瑟菌（简称淋球菌）引起的尿道炎症，并常伴生殖系统炎症。

【诊断要点】

1. 传染途径

通过不洁性交或接触被淋球菌污染物品（如衣裤、被褥、浴盆等）传染。

2. 临床表现

男性患者尿道炎症状重，病初排尿不适，尿道口红肿，流出浆液性稀薄分泌物；而后出现明显尿频、尿急、尿痛，尿道口溢出脓性或脓血性黏稠分泌物，晨起结痂。患者常继发腹股沟部淋巴结炎（淋巴结肿大、压痛），部分患者还常伴发淋菌性前列腺炎、精囊炎及附睾炎等。

女性患者感染淋菌后，主要呈现淋菌性宫颈炎，而尿道炎症状很轻或无。约半数患者有轻度尿频、尿急、尿痛，并可有轻度尿道口红肿，而另半数患者却无任何尿道炎症状。

3. 实验室检查

尿道分泌物涂片染色可见革兰阴性双球菌（常存在于中性粒细胞内），细菌培养证实淋球菌生长。

【治疗原则】

常选用头孢菌素类药物（如头孢曲松、头孢克肟或头孢噻肟）、喹诺酮类药物（如诺氟沙星、氧氟沙星或环丙沙星）或氨基糖苷类药物（如大观霉素）。假如淋球菌对青霉素类药物仍敏感，亦可选用（如阿莫西林或氨苄西林），并同服丙磺舒增强疗效。

治疗时注意事项：①不用单剂疗法，重症患者需要联合用药，以免治疗不彻底导致细菌耐药。②应同时检查及治疗性伴侣，切断传染源。

第二节　非淋菌性尿道炎

非淋菌性尿道炎主要为支原体尿道炎（常由解脲支原体致病）及衣原体尿道炎（常由沙眼衣原体致病），也常伴生殖系统炎症。

【诊断要点】

1. 传染途径

主要通过不洁性交传染。

2. 临床表现

总体上讲，较淋菌性尿道炎轻。男性患者可出现轻度尿频、尿急及尿痛，尿道口轻度红肿，并有少量浆液性稀薄分泌物溢出。部分患者可伴发前列腺炎、精囊炎或（和）附睾炎。

女性患者主要表现为宫颈炎，也可有前庭大腺炎、阴道炎及盆腔炎等生殖系统炎症，而尿道炎症状十分轻微或无症状。

3. 实验室检查

尿道分泌物或前尿道尿液的病原体检查（病原体培养，或抗原、DNA 检查）阳性。

【治疗原则】

抗生素治疗。大多数支原体及衣原体对四环素类抗生素（如四环素、多西环素）及大环内酯类抗生素（如红霉素、罗红霉素、阿奇霉素等）敏感，故宜首选。

治疗时注意事项：①如合并淋菌性尿道炎，需同时治疗。②应同时检查及治疗性伴侣。

第四十四章　急性下尿路感染

尿路感染是指各种微生物侵犯尿路并在其中生长、繁殖引起的尿路炎症。尿路感染分为上尿路感染（即肾盂肾炎）及下尿路感染。急性下尿路感染通常是指急性膀胱炎，95% 以上的致病微生物是革兰阴性杆菌，其中大肠埃希菌最常见。及时正确的治疗常能使急性下尿路感染获得治愈。

【诊断要点】

1. 易感者

好发于生育年龄女性、老年人及糖尿病患者。性生活及尿路器械操作（如导尿，尤其是留置导尿及膀胱镜检查）为常见诱因。

2. 临床表现

呈现尿路刺激征，即尿频、尿急及尿痛（从下腹不适、排尿烧灼感至明显排尿疼痛），少数患者因炎症致膀胱黏膜出血而出现镜下血尿，乃至肉眼血尿，并伴随血丝及小血块。患者体温正常或仅有轻度发热（38.0～38.5℃以下），并无寒战、高热或腰痛等症状。体格检查脊肋角无叩痛。

3. 实验室检查

（1）血常规检查　外周血白细胞一般正常，无中性粒细胞增多及核左移。

（2）尿常规检查　常见明显白细胞尿（离心尿沉渣镜检白细胞 >5 个/HP，乃至满视野），可伴随不同程度的镜下血尿（红细胞 >3 个/HP，为均一红细胞血尿）及轻度蛋白尿（尿蛋白定性 ± ～ +）。不出现管型尿。女性患者留取尿标本前必须认真冲洗会阴，然后即刻留中段尿标本，以免白带污染致成假阳性结果。

（3）尿培养　真性细菌尿（即考虑尿中细菌为致病菌）的诊断标准如下：清晨清洁后中段尿细菌培养杆菌菌落数 ≥ 10^5/ml，或球菌菌落数 ≥ 10^3/ml；或膀胱穿刺尿细菌培养有细菌生长（无论菌落多少）。如果临床考虑有真菌感染（如留置导尿所致感染）可能时，还需要进行真菌培养。

【治疗原则】

1. 抗感染治疗

（1）抗微生物药物选择　最好能依据细菌培养药物敏感试验结果指导用药，在获得药敏试验结果前，可先选用抗革兰阴性杆菌为主的抗微生物药物治疗。

常用药物包括：①磺胺类：最常用复方磺胺甲基异噁唑（每片含磺胺甲基异噁唑400mg 及甲氧苄啶80mg），每次 2 片，每日 2 次口服。②喹诺酮类：包括氧氟沙星，每次 0.2g，每日 2 次口服；环丙沙星，每次 0.25g，每日 2 次口服；左氧氟沙星，每次 0.4～0.5g，每日 1 次口服。近年来国内大肠埃希菌对磺胺类药、氟喹诺酮类药的耐药率均明显增加，一半以上患者均耐药，对此情况需引起注意。③硝基呋喃类：呋喃妥因，每次 0.1g，每日 3 次口服。由于临床上已长期不用或少用此药，因此现在大肠埃希菌却经常对其敏感。④头孢类抗生素或半合成青霉素：头孢类抗生素如头孢氨苄、头孢拉定及头孢克洛，半合成青霉素如氨苄西林或阿莫西林，可以根据致病菌药物敏感试验结果选用。

若为真菌感染，则需要应用敏感的抗真菌药物治疗。

（2）抗微生物治疗疗程　推荐 3 日疗程。既往曾采用单剂疗法，因为疾病复发率高，现已不再提倡；而 7 日疗程的疗效并不优于 3 日疗程，不良反应却可能增加，因此现在仅使用于 3 日疗程治疗后复发的病例。

停用抗微生物药物治疗后 1 周，应再做尿细菌培养，如阴性表示此次急性下尿路感染已治愈；如仍有真性细菌尿，则应继续抗微生物治疗两周。

2. 对症治疗

患者应该多饮水，多排尿；尿路刺激征明显时可服碳酸氢钠 1g，每日 3 次，以碱化尿液，减轻症状。

第四十五章　急性肾盂肾炎

急性肾盂肾炎是指由各种病原微生物侵犯肾盂及肾实质引起的急性炎症。病原体常为革兰阴性杆菌，其中大肠埃希菌最常见。通常感染途径是上行感染，仅少部分是血液感染或直接感染。

【诊断要点】

1. 易感者

好发于生育年龄妇女、老年人、糖尿病患者、免疫力低下者，以及尿路畸形及功能障碍者（如神经源性膀胱）。

2. 临床表现

患者常有尿频、尿急及尿痛等尿路刺激征，并出现寒战、高热（体温常超过38.5℃）及腰痛等全身症状。体格检查患侧脊肋角叩击痛阳性。反复寒战、高热的患者（尤其是老年女性、抵抗力低下的患者）要考虑继发败血症可能。

3. 实验室检查

（1）血常规　外周血白细胞总数升高，分类核左移。

（2）尿常规　尿白细胞增多，常伴少量红细胞（均一红细胞血尿）及蛋白，并偶见小圆上皮细胞、白细胞管型及颗粒管型。

（3）尿培养　清晨清洁后中段尿细菌培养杆菌菌落数 $\geq 10^5/ml$，或球菌菌落数 $\geq 10^3/ml$；或膀胱穿刺尿细菌培养有细菌生长（无论菌落多少）。不提倡导尿留标本培养。

（4）血培养　当疑及败血症时，要及时进行血培养检验（尽可能在应用抗生素前抽血），败血症时血培养常呈阳性结果，且细菌与尿培养所获细菌一致。

（5）肾功能检查　一般均正常。

【治疗原则】

通过积极正确的抗感染治疗，本病可以痊愈，多数情况下不遗留后遗症。

1. 抗感染治疗

（1）抗菌药物选择　应该先留尿标本送培养，以便依据细菌培养的药物敏感试验结果指导用药。在获得尿培养药敏试验结果前，可先选用广谱并以抗革兰阴性杆菌为主的抗微生物药物治疗。治疗3天后若病情明显好转，可以继续沿用原有药物治疗；治疗3天未见好转，即应参考尿培养药敏试验结果改用高敏药物。

（2）抗菌药物给药途径　临床症状重时均采用静脉给药，体温正常3天后改为口服；而临床症状轻者可以一直口服抗微生物药治疗。

（3）抗菌药物治疗疗程　应该至少用药2周。少数患者2周后尿培养仍阳性，则应根据药物敏感试验结果再选用其他高敏药物继续治疗2~4周。

常用静脉药物有：①头孢类抗生素如头孢曲松及头孢噻肟等；②青霉素类抗生素如哌拉西林他唑巴坦等；③喹诺酮类药物如环丙沙星、左氧氟沙星及莫西沙星等；④碳青霉烯类抗生素如亚胺培南及美洛培南等。氨基糖苷类抗生素由于具有肾毒性，需慎用。常用口服药物有：①磺胺类：最常用复方磺胺甲基异噁唑；②喹诺酮类药物如环丙沙星、左氧氟沙星及莫西沙星等；③青霉素类抗生素如复方阿莫西林克拉维酸；④头孢类抗生素如头孢氨苄及头孢克肟等。近年来国内大肠埃希菌对磺胺类药及氟喹诺酮类药的耐药率很高，用药时需要注意。

2. 对症治疗

患者应该多饮水及休息；尿路刺激征明显时可服碳酸氢钠 1g，每日 3 次，碱化尿液；高热患者可物理降温，必要时服用解热药。

3. 临床治愈标准

急性肾盂肾炎的临床治愈标准是症状消失，尿常规检验正常及尿细菌培养阴性。

附：再发性尿路感染的诊断与治疗

再发性尿路感染可以区分为复发及重新感染两种情况。①复发：仍由原先的致病菌引起感染，通常在停药后 1 月内发生。②重新感染：系由新的致病菌引起感染，常在停药 1 月后发生。

复发较少见（约占再发性尿路感染的20%），提示存在复杂性尿路感染可能，应进一步做相应检查（参阅第四十六章"慢性肾盂肾炎"）。治疗应根据尿细菌培养药物敏感试验结果选用高敏药物，并延长用药时间至 6 周。

重新感染较多见（约占再发性尿路感染的80%），提示尿路防御感染的能力差。因此对于频繁（≥3 次/年）重新感染者，在使用敏感抗感染药物将其临床治愈后，应续用敏感药物作低剂量长疗程抑菌治疗，例如复方磺胺甲基异噁唑半片，或呋喃妥因 50mg，或氧氟沙星 0.1g，于晚间睡觉前，或性生活后排尿后服用 1 次，服用 0.5 ~ 1 年或更长。

第四十六章　慢性肾盂肾炎

慢性肾盂肾炎是病原微生物感染引起的肾盂、肾盏和肾间质的慢性炎症及纤维化，可导致肾功能损害，并最终进入终末期肾脏病。慢性肾盂肾炎一般只见于复杂尿路感染。

【诊断要点】

慢性肾盂肾炎尚缺乏统一的诊断标准，曾经认为急性肾盂肾炎多次发作或持续不愈 1 年以上，即可诊断慢性肾盂肾炎。近年来认为慢性肾盂肾炎与发病时间并无直接关系，而取决于有无肾盏、肾盂及肾间质的纤维化及相应的肾功能变化。

1. 具备复杂尿路感染特点，包括：①尿路解剖异常：如尿道狭窄、前列腺肥大、输尿管受压、尿路结石等病导致的尿路梗阻。②尿路功能异常：如神经源性膀胱、膀胱输尿管反流等病导致的排尿功能异常。③尿路留置导管或支架：如留置导尿管、膀胱造瘘、输尿管支架，以及留置肾盂引流管等。④全身易感因素：如糖尿病、免疫功能低下（艾滋病，应用免疫抑制治疗）等。现在认为，无上述复杂尿路感染因素的患者极少出现慢性肾盂肾炎。

2. 具有慢性间质性肾炎表现，常见远端肾小管浓缩功能障碍（夜尿增多，尿比重及渗透压降低等），甚至出现肾小管性酸中毒（参阅第四十一章"肾小管性酸中毒"），后期血清肌酐增高。此病的肾小管功能损害比肾小球功能损害出现早，且相对重。伴随慢性肾功能不全者常出现高血压及贫血。

3. 影像学检查（如螺旋 CT 增强扫描）可见肾皮质瘢痕及肾盏牵拉、扩张、变形等改变，对诊断意义大。

仅少数患者具有典型的急性肾盂肾炎病史，而多数患者表现不典型，或呈现间歇性无症状菌尿，或呈现间歇性尿频、尿急等下尿路感染症状，或仅呈现间歇性低热和（或）腰腹部不适。

【治疗原则】

1. 病因治疗

应尽量去除导致复杂尿路感染的因素，如去除尿路解剖及功能异常、控制糖尿病、纠正免疫功能低下等。

2. 抗感染治疗

有再发性尿路感染发生时，应及时进行抗感染治疗（参阅第四十五章"急性肾盂肾炎"）。

3. 针对慢性间质性肾炎的治疗

出现慢性肾功能不全时应给予非透析保守治疗，包括纠正贫血及高血压。进入终末期肾衰竭时，应及时进行肾脏替代治疗，包括血液透析、腹膜透析及肾移植（参阅第五十七章"慢性肾衰竭"）。

若出现肾小管性酸中毒也应给予相应处理（参阅第四十一章"肾小管性酸中毒"）。

第四十七章　无症状菌尿

无症状菌尿（ASB）是基于尿菌培养结果进行的诊断，是一种隐匿性尿路感染。患者具有真性菌尿，但无任何尿路感染的临床症状及体征。无症状菌尿的患者常被给予不必要的抗菌治疗，这种治疗对患者无益，却能诱导耐药菌株产生。当这种耐药菌株诱发有症状的泌尿系感染（包括急性肾盂肾炎）时，治疗会十分困难。临床医师对此应有充分认识。

【诊断要点】

此病主要见于女性，常在进行健康体检时做尿细菌培养才发现。

一般认为，连续两次中段尿培养阳性，菌种相同，且菌落计数杆菌达到 $10^5/ml$，球菌达到 $10^3/ml$ 以上，而患者并无任何尿路感染症状及体征时，即可诊断无症状性菌尿。患者可有或无白细胞尿。

【治疗原则】

国内尚无处理无症状菌尿的共识或指南，可以参考美国感染病学会于 2019 年更新的《无症状菌尿管理的临床实践指南》进行处理。现将此指南的几个主要内容摘录如下：

1. 对于婴儿和儿童，建议不做无症状菌尿的筛查和治疗。

2. 对于绝经前非妊娠的健康妇女或绝经后的健康妇女，建议不做无症状菌尿的筛查和治疗。

3. 对于妊娠妇女，建议筛查及治疗无症状菌尿。对于妊娠期的无症状菌尿妇女，建议给予 4~7d 抗菌治疗，治疗时间不宜比此短。

4. 对于居住于社区有功能障碍的老年人，或长期居住于看护机构的老年人，建议不做无症状菌尿的筛查和治疗。

5. 对于糖尿病患者，建议不做无症状菌尿的筛查和治疗。

6. 对于肾移植术后 1 个月以上的患者，建议不做无症状菌尿的筛查和治疗。

7. 对于非肾实体器官移植的患者，建议不做无症状菌尿的筛查和治疗。

8. 对于高危的中性粒细胞减少症患者（中性粒细胞绝对计数 <100 个/ m^3，化疗后时间 ≥7 天），是否筛查或治疗 ASB 没有统一定论（因缺乏研究证据）。

9. 对于脊髓损伤后排尿障碍的患者，建议不做无症状菌尿的筛查和治疗。

10. 对于短期（<30 天）或长期留置导尿管的患者，建议均不做无症状菌尿的筛查和治疗。而留置导尿管的患者在拔管时是否做无症状菌尿的筛查和治疗，指南认为目前尚缺乏证据去支持或反对。

11. 对于将行择期非泌尿外科手术的患者，建议不做无症状菌尿的筛查和治疗。

12. 对于将行泌尿道内镜手术且可能造成黏膜损伤的患者，建议在内镜手术前进行无症状菌尿的筛查和治疗。应在进行内镜手术前先做尿培养，根据尿培养结果选用抗菌药物，而不做经验治疗；对于已有无症状菌尿者，在手术前应给予短疗程（1 或 2

剂）而不是长疗程的抗菌治疗。

13. 对于准备进行人造尿道括约肌植入术或阴茎假体植入术的患者，建议不做无症状菌尿的筛查和治疗。

14. 对于已安装泌尿系植入装置的患者，建议不做无症状菌尿的筛查和治疗。

综上所述，指南只推荐对妊娠期妇女或准备进行泌尿外科侵入性手术的患者做无症状菌尿的筛查和治疗，而且抗菌药物需合理应用，临床医师对此一定要充分重视。

2018 年美国感染病学会等组织专门发布了《减少无症状菌尿过度治疗的实施指南》，可见临床上目前对无症状菌尿进行不必要抗菌治疗的情况十分普遍，这必须改变。

第四十八章　无菌性尿道综合征

无菌性尿道综合征又称无菌性尿频－排尿不适综合征，或简称为尿道综合征，是指具有轻度尿频、尿急、排尿不适（或尿痛）及下腹部疼痛等症状，而尿沉渣镜检及尿细菌学培养均阴性的一组症候群。病因不十分明确，部分病例可能与逼尿肌－膀胱括约肌功能失调、妇科疾病（性生活导致创伤、外用避孕药物等）及精神焦虑状态相关。

【诊断要点】

1. 主要见于中年女性，常有尿路感染病史，并常伴焦虑、失眠等症状。

2. 以轻度尿频、尿急、排尿不适（或尿痛）及下腹部疼痛中的一种或几种症状为表现，不伴随发热等全身症状。

3. 尿沉渣镜检正常。

4. 尿细菌学培养阴性，且尿结核菌、真菌、支原体、衣原体及淋球菌等检查也为阴性。

另外，患者血清 C－反应蛋白正常，也能提示无感染炎症存在。

【治疗原则】

本综合征目前尚无标准治疗方案可推荐，可考虑采取以下治疗措施。

1. 一般治疗

可试用热水坐浴、下腹热敷等治疗。

2. 膀胱训练治疗

膀胱训练可增强神经系统对排尿的控制能力，降低膀胱敏感性，重建正常排尿功能，从而缓解或消除尿频及尿急症状。具体方法是鼓励患者主动控制排尿时间，逐渐延长排尿间期。

3. 药物治疗

绝大多数患者不需要药物治疗，只有上述治疗无效的病例才考虑如下药物治疗。

（1）抗焦虑药物　如阿米替林 25mg，每日 2 次；阿普唑仑 0.4mg，每日 1～3 次；丙咪嗪 25mg，可渐加量至 150mg，睡前顿服。

（2）α 受体阻断剂　如托特罗定 1～2mg，每日 2 次；坦索罗辛 0.2mg，每日 1 次；特拉唑嗪 1～2mg，睡前服用。

（3）雌激素软膏　对于绝经期后女性患者可采用阴道局部使用雌激素软膏。

（4）中医中药辨证治疗。

对无菌性尿道综合征患者一定要认真做好心理疏导治疗，解释病情，解除顾虑。另外，此病不是应用抗菌药物治疗的适应证，一定要防止滥用抗菌药物，以免造成严重副作用。

第四十九章　尿路结石

泌尿系统内的结石统称为尿路结石，肾脏和输尿管结石是临床常见疾病。我国受地域、自然环境影响，尿路结石的发病南北差异较大，南方明显高于北方。典型的症状是结石嵌顿引起的肾绞痛和血尿，而且结石可能继发上尿路感染及损伤肾功能，因此多数尿路结石需要治疗。

【诊断要点】

1. 临床表现

尿路结石的临床表现个体差异很大，最常见的症状是结石嵌顿引起的肾绞痛和血尿，部分患者可能没有任何症状，而是体检时做影像学检查发现结石。

（1）肾绞痛　是上尿路结石的最常见症状，小结石嵌顿于肾盂输尿管连接处或输尿管时，则引起输尿管剧烈的蠕动，而出现绞痛。90％的病例呈单侧绞痛，疼痛常位于脊肋角、腰部或腹部，并常放射至下腹部、腹股沟、大腿内侧和会阴部，多数呈阵发性。疼痛程度轻重不等，轻者，可能仅表现为腰部不适，重者需要注射镇痛剂治疗。肾绞痛严重时，患者全身冷汗，血压下降，尿量减少。

（2）血尿　血尿是肾和输尿管结石的另一个常见症状。典型表现是肾绞痛同时出现肉眼血尿或镜下血尿，尿相差显微镜检查为均一红细胞血尿，疼痛消失后血尿逐渐缓解甚至消失。

（3）排石　肾结石患者可能有从尿中排出"砂石"的病史，特别是在疼痛和血尿发作时易出现。结石经尿道排出时，患者有排出异物感或尿道刺痛感。

（4）无尿及急性肾衰竭　双侧上尿路结石梗阻，或一侧上尿路结石梗阻另一侧反射性尿闭时，患者即可能突然出现无尿及肾后性急性肾衰竭。若及时处理，肾功能仍可能恢复，否则可以造成永久性肾功能损伤。

（5）其他症状　继发上尿路感染时可出现寒战、高热、腰痛及脊肋角叩痛，尿中白细胞增多。结石到达远端输尿管时易出现排尿困难和尿急。肾绞痛严重时可伴随出现恶心、呕吐等症状。

2. 影像学检查

（1）超声检查　出现点状或团块状强回声，其后伴声影为结石典型表现。超声检查能发现X线片不能发现的阴性结石，并能敏感地发现尿路梗阻，常作为首选检查及不宜接触X线患者（如孕妇）的检查。但是超声检查可能漏诊小结石和输尿管结石。

（2）X线片检查　也为常用检查。但是该检查不能发现阴性结石（如尿酸结石），需要注意。

（3）静脉尿路造影　对尿路结石（包括阴性结石）及梗阻均有很高诊断价值。

（4）螺旋CT平扫　是目前最常用的检查手段。该检查能清楚显示结石（包括阴性结石及小结石）和尿路梗阻情况，是尿路结石影像学诊断的"金标准"。

（5）输尿管肾镜检查　对于高度疑诊而上述检查仍不能确诊的患者，可以进行输尿管肾镜检查，如果检查时发现结石，还可立即实施取石或碎石治疗。

【治疗原则】

1. 肾绞痛的治疗

肾绞痛发作治疗主要是解除患者痛苦，首先注射解痉止痛药物，常用的有山莨菪碱、或阿托品加哌替啶或吗啡，必要可重复使用。

2. 排石治疗

通过大量饮水，适当活动，并辅助一些解痉药物将结石排出。饮水的量要求能够使每日尿量达到 2000 ~ 2500ml 以上，每日饮水要均匀。适当的活动，如跑步和跳绳等，能够促进结石的排出。辅助排石药物包括解痉药物、黄酮哌酯、钙离子拮抗剂等。结石能否自行排出与结石大小和位置有关。多数直径 <0.5cm 的结石有可能自行排出体外，直径 >1cm 的结石不能自行排出。输尿管近端的结石自行排出的可能性较小。

3. 溶石治疗

仅适用于治疗尿酸结石和胱氨酸结石。尿酸和胱氨酸在碱性尿液中溶解度明显增加，因此碱化尿液是溶石治疗的关键，尿酸结石患者尿液 pH 值需维持在 6.2 ~ 6.8，胱氨酸结石患者尿液 pH 值需维持在 7.5 ~ 8.0。常用药物有枸橼酸钾和碳酸氢钠，后者可口服或静脉滴注给药。

4. 手术治疗

以下情况需要进行手术治疗：①无尿及肾后性急性肾衰竭患者；②结石直径 >1cm 者；③排石治疗无效者，尤其仍有肾绞痛发作时。

现在多主张使用微创手术治疗，具体方法包括：①体外震波碎石术；②输尿管肾镜取石或碎石术；③经皮肾镜取石或碎石术；④后腹腔镜肾盂输尿管切开取石术。现在已很少应用开放式外科手术取石。

无论用哪种方法（排石、碎石、取石）获得的结石标本，都要认真收集，并进行结石成分分析，这对指导患者的饮食治疗，防止结石复发很有意义。

5. 预防复发

全身代谢紊乱是尿路结石形成的重要原因之一，因此尿路结石被清除后，仍有复发可能（文献报道，10 年内结石复发率高达 50%）。所以，不能认为清除掉了尿路结石疾病就已"彻底治愈"，患者仍需注意预防结石复发。可采用如下措施：①多饮水：尤其注意睡前饮水。要保证每日尿量达 2000 ~ 2500ml。尽量避免饮茶和咖啡。②调整饮食：需根据结石成分分析结果进行饮食成分调整，例如草酸盐结石应少吃含草酸多的蔬菜；尿酸盐结石应少吃含嘌呤高的食物（参阅第二十三章"高尿酸血症肾病"）。③消除病因：治疗全身代谢异常（如高钙血症、高尿酸血症、胱氨酸尿症及高草酸尿症等）及尿路异常（感染、梗阻等）。

第五十章　Alport 综合征

Alport 综合征（AS）又称遗传性进行性肾炎，是最常见的遗传性肾小球病，发病与Ⅳ型胶原 α 链的某些基因突变相关。此病以血尿及肾功能进行性减退为主要特征，而且还常伴发感音神经性耳聋和眼病变。

【诊断要点】

1. 临床表现

（1）肾脏病变　最初表现常为无症状性镜下血尿（变形红细胞血尿），多于儿童期（甚至婴儿期）出现，也可出现肉眼血尿。蛋白尿一般不重，但少数病例可出现大量蛋白尿（≥3.5g/d）及肾病综合征。肾功能呈慢性进行性损害，多数患者最终进入终末期肾衰竭。患者进入终末期肾衰竭的速度与遗传方式相关：X 连锁显性遗传的男性患者进入肾衰竭早（多在 30 岁前），而女性晚或者不发生；常染色体隐性遗传的患者男女皆进入肾衰竭早（几乎全部在 30 岁前发生）；而常染色体显性遗传的男女患者病情均相对较轻，肾损害进展相对慢。

（2）耳病变　双侧感音性听力下降是 Alport 综合征的另一特征。大约30% ~50%的患者在病程中会出现高频感音神经性耳聋，早期要做电测听才能发现，而后逐渐进展，最后甚至影响日常对话。

（3）眼病变　Alport 综合征可出现多种眼部病变，但认为只有如下病变对诊断有意义：①球形晶体：一般为前球形晶体，偶尔前、后球形晶体并存。②视网膜黄斑中心凹周围白色或黄色点状视网膜病变，此病变常出现于肾功能不全患者。

（4）其他表现　现在认为与 Alport 综合征基因突变相关的其他表现有：弥漫性平滑肌瘤（常累及食管、气管及女性生殖道平滑肌）；AMME 综合征（面中部发育不良、精神发育落后及椭圆形红细胞增多症）。

2. 肾脏病理表现

Alport 综合征肾脏病理的特征性变化位于肾小球基底膜，电镜检查可见基底膜厚薄相间（早期）及弥漫增厚（后期），增厚基底膜的厚度可达正常 2 ~5 倍，以致密带增厚为主，并纵向劈裂，交错成网，网眼中含类脂颗粒（表50 – 1）。

3. 遗传学检查

（1）遗传方式的家系调查　Alport 综合征的遗传方式主要有如下 3 种（表50 – 2）：①X 连锁显性遗传（XD）：在 Alport 综合征中，此遗传方式的家系占绝大多数，约为85%。系 X 染色体 COL4A5 基因或 COL4A5 和 COL4A6 基因半合子突变或杂合子突变引起。其特点是：遗传与性别相关，父病不传子，却传全部女儿；母病传子又传女，子女得病机会各半。而且，病情也与性别有关，男性（半合子）病情重于女性（杂合子）。②常染色体隐性遗传（AR）：在 Alport 综合征中，此遗传方式的家系约占15%。系 COL4A3 或者 COL4A4 基因的纯合子突变或复合杂合子突变引起。纯合突变的家系中杂合子表型正常，唯纯合子才显现疾病，故具有临床表现的病人常为近亲婚配子女。

其遗传特点为：父母皆为致病基因携带者（杂合子），子女 1/4 显现疾病（纯合子），子女得病机会均等，子女的 1/2 将成为新一代致病基因携带者（杂合子）。③常染色体显性遗传（AD）：在 Alport 综合征中此遗传方式很少见。系由 *COL4A3* 或者 *COL4A4* 基因的杂合子突变引起。其特点是：遗传与性别无关，父或母病均可传子及女，子女得病机会各半。病情轻重也与性别无关。

另外，少数 Alport 综合征患者无阳性家族史，疾病可能由基因突变引起。

（2）致病基因的表型检查　用荧光标记的抗Ⅳ型胶原 α_5 链抗体对皮肤，以及荧光标记的抗Ⅳ型胶原 α_3、α_4 及 α_5 链抗体对肾脏切片进行免疫荧光检查，发现：①正常人 α_5 链于皮肤基底膜、肾小球基底膜、远端肾小管基底膜及肾小囊均呈连续着色；α_3 及 α_4 链于肾小球及肾小管基底膜呈连续着色，而皮肤基底膜及肾小囊无表达。②XD 家系男患者（半合子）α_3、α_4 及 α_5 链于上述应着色的部位全不着色；而女性患者（杂合子）仅呈间断着色。③AR 家系患者 α_3 及 α_4 链于肾小球及远端肾小管基底膜不着色，而 α_5 链于肾小球基底膜不着色，于皮肤、肾小管基底膜及肾小囊仍正常着色。所以，现在临床已经应用这一免疫荧光检查，来协助对 Alport 综合征病人进行疾病诊断及遗传方式分析。

（3）致病基因检测　Alport 综合征致病基因检测是确诊本病、确定疾病遗传型和致病基因携带者的有效手段，而且还可做产前基因诊断帮助进行生育咨询。基因突变的检测方法一直在不断发展，目前广泛应用的是二代测序。

我国由于长期实行独生子女政策，目前大家系已很少，靠家系调查去准确地获得遗传方式信息已几无可能。所以，应积极开展上述致病基因的表型检查及致病基因检测。

我国专家组于 2018 年制订的《Alport 综合征诊断和治疗专家推荐意见》对疾病表现、遗传方式及诊断标准都进行了详细叙述，可供参考。

【治疗原则】

Alport 综合征为基因突变所致疾病，目前尚无特效治疗方法。

1. 一般治疗

应避免劳累及感染，禁用具肾毒性的中、西药物。

2. 延缓肾损害进展治疗

可用血管紧张素转化酶抑制剂（ACEI）或血管紧张素 AT_1 阻断剂（ARB）治疗，还可用醛固酮受体阻断剂（如螺内酯）治疗，但是肾功能不全患者用上述药物治疗需严防高钾血症发生（详见附录三"肾脏病常用治疗药物"）。

3. 对症治疗

出现高血压的患者应予降血压治疗；少数出现肾病综合征的患者应予利尿消肿治疗。

4. 肾脏替代治疗

患者进入终末期肾衰竭达到透析指征时，应及时给予透析治疗（包括血液透析及腹膜透析，参阅附录一"血液透析治疗"及附录二"腹膜透析治疗"叙述）。患者如果进行肾移植治疗，移植后大约 5% 的病人可能产生抗基底膜抗体及移植肾抗基底膜性肾小球肾炎（大多数均在移植后一年内发生），所以 Alport 综合征病人肾移植后应定期检测血清中抗基底膜抗体。

表 50 - 1　Alport 综合征患者皮肤和肾脏组织基底膜中IV型胶原 α 链表达特点

抗原	肾小球基底膜	肾小囊	远端小管基底膜	皮肤基底膜
正常情况				
抗 α_3 （IV） 单抗	阳性	阴性	阳性	阴性
抗 α_4 （IV） 单抗	阳性	阴性	阳性	阴性
抗 α_5 （IV） 单抗	阳性	阳性	阳性	阳性
XD Alport 综合征 （男）				
抗 α_3 （IV） 单抗	阴性	阴性	阴性	阴性
抗 α_4 （IV） 单抗	阴性	阴性	阴性	阴性
抗 α_5 （IV） 单抗	阴性	阴性	阴性	阴性
XD Alport 综合征 （女）				
抗 α_3 （IV） 单抗	间断阳性	阴性	间断阳性	阴性
抗 α_4 （IV） 单抗	间断阳性	阴性	间断阳性	阴性
抗 α_5 （IV） 单抗	间断阳性	间断阳性	间断阳性	间断阳性
AR Alport 综合征				
抗 α_3 （IV） 单抗	阴性	阴性	阴性	阴性
抗 α_4 （IV） 单抗	阴性	阴性	阴性	阴性
抗 α_5 （IV） 单抗	阴性	阳性	阳性	阳性

注：此表转录于《Alport 综合征诊断和治疗专家推荐意见》。

表 50 - 2　不同基因突变所致的遗传型

遗传方式	所占比率	致病基因
XD Alport 综合征	约 85%	*COL4A5* 或 *COL4A5* 或 *COL4A6* 半合子突变或杂合子突变
AR Alport 综合征	约 15%	*COL4A3* 或 *COL4A4* 纯合子突变或复合杂合子突变
AD Alport 综合征	少见	*COL4A3* 或 *COL4A* 杂合子突变

注：此表转录于《Alport 综合征诊断和治疗专家推荐意见》。

第五十一章 薄基底膜肾病

薄基底膜肾病，曾被称为良性家族性血尿，是电镜检查发现肾小球基底膜弥漫性变薄，临床呈现血尿的一种遗传性肾小球疾病，发病与Ⅳ型胶原基因突变相关。

【诊断要点】

1. 此病可发生于任何年龄期。

2. 主要临床表现为镜下血尿，常持续存在。相差显微镜检查为变形红细胞血尿，并可见红细胞管型。少数患者在剧烈运动或上呼吸道感染后可偶尔出现肉眼血尿。

3. 常无蛋白尿，但少数成年患者仍可出现轻度蛋白尿（<0.5g/d）。

4. 肾功能始终正常。

5. 患者无Alport综合征的眼、耳病变（详见第五十章"Alport综合征"）。

6. 家系调查常能在直系亲属中发现其他血尿（变形红细胞血尿）患者，遗传方式为常染色体显性遗传。

7. 肾脏病理特点是 免疫荧光检查阴性；光镜检查肾组织基本正常；电镜检查可见弥漫性肾小球基底膜变薄（正常成年人的基底膜厚度在320nm±40nm范围，薄基底膜肾病的基底膜厚度约为正常人的1/3~2/3），无电子致密物沉积。肾穿刺组织的电镜检查对诊断本病具有决定性作用。

诊断本病一般无需做致病基因检测，但是当本病与早期Alport综合征鉴别困难时（做这鉴别极为重要，因为两病的预后截然不同），做基因检测则非常重要。薄基底膜肾病是 *COL4A3* 或 *COL4A* 杂合子突变致病，与X连锁显性遗传Alport综合征（约占85%）和常染色体隐性遗传Alport综合征（约占15%）的致病基因及突变方式有所不同（详见第五十章"Alport综合征"）。

【治疗原则】

本病预后良好，患者不需要任何药物治疗。宜定期检查尿液和肾功能，并应避免使用具肾毒性的中、西药物。

第五十二章　多囊肾病

多囊肾病（PKD）是人类最常见的单基因遗传性肾脏疾病。患者的双肾出现许多大小不等的液性囊泡，且此囊泡随年龄增长而渐进增多增大，侵占及破坏肾脏正常结构，致使慢性肾功能不全出现，并最终进入终末期肾衰竭。据欧美国家报道，PKD 是导致终末期肾脏病的第 4 位病因，仅位于糖尿病肾病、高血压肾硬化症及肾小球肾炎之后。

按遗传方式多囊肾病可分为常染色体显性多囊肾病（ADPKD）和常染色体隐性多囊肾病（ARPKD），成人患者主要是前者，本章仅对其作一简介。ADPKD 的致病基因主要有两个，分别称为 PKD_1 和 PKD_2。PKD_1 基因定位于第 16 染色体短臂（16p13.3），其编码的蛋白称为多囊蛋白 1，PKD_1 基因突变引起的 ADPKD 占 85% ~ 90%；PKD_2 定位于第 4 染色体长臂（4q22 ~ 23）上，其编码的蛋白质称为多囊蛋白 2，PKD_2 基因突变占 10% ~ 15%。

【诊断要点】

1. 临床表现

（1）发病年龄　患者常在 30 岁后才出现多囊病变及相应症状。

（2）腹部肿块　多囊肾发病后，囊肿随年龄增长而增多增大，导致肾脏体积渐进增大，以致腹部检查可触及肿大肾脏（质较硬，表面不光滑，随呼吸上下移动）。如果伴发多囊肝，右上腹还能触及肿大肝脏。增大的肾脏牵撑肾被膜能使患者出现腰背部及胁肋部钝痛，而囊肿继发出血及感染时疼痛将明显加重。

（3）血尿　约 30% ~ 50% 的 ADPKD 患者会出现血尿，系由囊肿出血、尿路结石及囊肿感染引起，可为镜下血尿或肉眼血尿（均一红细胞血尿）。囊肿出血导致的肉眼血尿常反复发作，轻者能在卧床休息及止血药治疗后停止出血，重者上述治疗无效，不断随尿液排出血块，导致血压下降及严重贫血，而必须做选择性肾动脉栓塞止血，若栓塞止血失败则需切除患肾。血尿常不伴蛋白尿，或仅伴轻度蛋白尿。

（4）囊肿感染　患者常出现高热、患侧腰痛及叩击痛，化验外周血白细胞增多及核左移。尿液镜检白细胞增多且细菌培养阳性，但是尿液镜检正常及细菌培养阴性并不能排除诊断。肾脏 X 线计算机断层扫描（CT）和磁共振成像（MRI）影像学检查能帮助确诊。

（5）尿路结石　20% 的多囊肾患者可出现尿路结石。

（6）高血压　常于多囊肾早期出现，其血压增高要比普通人群早十余年。随着肾功能损害进展，高血压发病率逐渐增高，且更难控制。进入终末期肾衰竭时，几乎所有患者均有高血压。

（7）慢性肾衰竭　随年龄增长，肾脏囊肿逐渐增多增大，侵占及破坏正常肾组织，导致慢性进展性肾功能不全，最终进入终末期肾衰竭。文献统计 60 岁以上患者中进入终末期肾衰竭者约占一半。伴随肾损害进展，患者逐渐出现肾性贫血，肾性贫血较其他病因导致的肾衰竭患者晚。

（8）其他器官病变　ADPKD 还能引起肝、胰、脾等器官囊肿，以及颅内动脉瘤、心瓣膜疾病及结肠憩室等非囊肿病变。

2. 家系调查

85% ~90% 的 ADPKD 患者具有阳性家族史，遗传方式为常染色体显性遗传，即代代发病，男女发病率均等，患者为杂合子，外显率几乎 100%，但约 10% ~ 15% 的 ADPKD 患者无家族遗传病史，可能是基因突变导致发病，这需注意。

3. 影像学检查

（1）超声检查　是诊断 ADPKD 的首选检查方法，具有方便、价廉和无创等优点。用高敏感度超声机器检查可发现直径为 0.5 ~ 1.0cm 的小囊肿。

（2）腹部平片及静脉肾盂造影　对 ADPKD 诊断具有一定意义，并能发现囊壁钙化及肾内结石等。

（3）CT 或 MRI 检查　诊断 ADPKD 很有价值，可发现直径为 0.3cm 的小囊肿，当囊肿发生出血或感染时，CT 和 MRI 还能提供有用的诊断信息。

4. 基因检测

主要采用长片段聚合酶联反应（PCR）联合二代测序进行基因检测，对症状前诊断及孕期胎儿诊断有意义。

ADPKD 患者要长期进行随诊观察，监测病情进展。我国肾病专家 2019 年制订的《中国常染色体显性多囊肾病临床实践指南》（第二版）推荐随诊时应用肾脏总体积（TKV）来评估肾脏大小，应用超声、CT 及 MRI 技术测量患者肾脏长、宽及厚度，然后用如下公式计算：TKV(ml) = $\pi/6 \times$ 长度(mm) $\times$ 宽度(mm) $\times$ 厚度(mm)。超声测量常欠准确，CT 测量会接受一定的 X 线辐射，故 MRI 可能为最佳选择。此外，MRI 还能准确测量肾脏血流状态，也有助于判断 ADPKD 进展。除此而外，还应监测患者的估算肾小球滤过率（eGFR）来了解肾功能变化。

【治疗原则】

对 ADPKD 及其并发症应给予如下治疗：

1. 一般治疗

控制钠摄入，每天食盐不超过 6g。避免应用具肾毒性的中、西药物。当囊肿较大时避免剧烈体力活动和腹部受创，以免囊肿破裂。曾有体外实验显示咖啡因可刺激多囊肾的囊壁上皮细胞生长，但是最近美国完成的一个临床研究，中位追踪观察时间 12.5 年，并未发现咖啡因摄入对 ADPKD 进展有影响，所以无必要限制患者咖啡及茶的饮用。

2. 延缓 ADPKD 进展的药物治疗

（1）血管加压素 V2 受体阻断剂　血管加压素（AVP）与其在肾脏集合管上的 V2 受体结合后，能刺激胞内环磷酸腺苷（cAMP）产生，而 cAMP 能促进囊壁细胞增生及囊腔液体分泌从而加速多囊肾进展。托伐普坦是 AVP 的选择性 V2 受体阻断剂，能阻断 cAMP 产生而拮抗上述致病作用。现在不少西方国家及日本都已批准用其治疗快速进展 ADPKD，临床应用显示此药能减缓肾脏 TKV 增长，减慢 eGFR 下降，减轻腰痛，并减少并发症（出血、结石及感染）发生。具体应用可以参考美国学者制订的《托伐普坦治疗迅速进展性 ADPKD 实践指南》。

（2）其他药物　已有报道生长抑素类似物兰瑞肽、他汀类药物普伐他汀及酪氨酸激酶抑制剂博舒替尼能延缓 TKV 增长，但是仍需更多临床观察验证，而且还需观察它们有无延缓肾功能减退疗效。

3. ADPKD 的并发症治疗

（1）降血压治疗　严格控制多囊肾患者的高血压，能延缓肾功能损害进展，并降低死亡率。降血压目标值为 130/80mmHg，老年人可适当放宽。常首先用血管紧张素转化酶抑制剂（ACEI）或血管紧张素 AT_1 受体阻断剂（ARB）配合钙通道阻滞剂治疗，效差时再联用利尿药、β 受体阻断剂和其他降压药。

（2）止血治疗　出现肉眼血尿的患者，需卧床休息，多饮水，并予止血药治疗。出血量较大时可用醋酸去氨加压素治疗。出血量大导致血压下降时需及时输注血浆或血浆代用品（低分子右旋糖酐或羟乙基淀粉溶液），出现严重贫血时需要输注红细胞悬液。上述保守治疗无效的大出血患者，需行选择性肾动脉栓塞止血的介入治疗。只有介入治疗止血失败才考虑外科手术切除患肾。急性大出血时需暂时停用 ACEI 或 ARB 药物，以免血容量不足时出现急性肾损害。

（3）抗感染治疗　囊肿感染需要及时抗感染治疗。如有条件可在 B 超或 CT 引导下行囊肿细针穿刺，抽取囊液做细菌培养及药物敏感试验，以指导临床选用抗菌药物。否则，应联用脂溶性和水溶性抗生素，前者包括磺胺类药（如复方磺胺甲基异恶唑）、氟喹诺酮类药及甲硝唑等，后者包括阿莫西林、第二、三代头孢菌素及碳青霉烯类抗生素（如亚胺培南及美罗培南）。应持续用药 2 周或至体温正常、症状消失、尿菌培养阴性后 1 周才停止治疗。但是，若用抗生素正规治疗 1~2 周感染仍未控制，发烧仍不退时，则应考虑作感染囊肿引流术（穿刺或手术）治疗，而已进入终末期肾衰竭的患者，还可考虑做感染肾切除。

（4）尿路结石治疗　参阅第四十九章"尿路结石"。

（5）腰痛的治疗　患者肾脏体积增大会牵撑肾被膜造成慢性腰痛。严重时可服用非阿片类镇痛药止痛，但不宜长期服用。必要时对较大囊肿可行囊肿穿刺减压或后腹腔镜去顶减压术治疗，还可做输尿管软镜囊肿切开内引流术治疗。这些囊肿减压治疗都可在一段时间内缩小肾脏体积，改善肾功能，并帮助降血压。

4. 肾脏替代治疗

患者进入终末期肾衰竭时，需要进行肾脏替代治疗。增大的多囊肾占据腹腔不少容积，这对做腹膜透析不利，所以多采用血液透析治疗。但此病非腹膜透析的绝对禁忌证。另外，肾移植是治疗多囊肾肾衰竭的又一选择。如果患者反复囊肿感染、出血，或存在顽固的严重高血压，在肾移植前还可切除患肾。

第五十三章　Ⅰ型心肾综合征

心肾综合征系指原发于心脏或肾脏的疾病导致的或同一病因导致的心肾共病。它被分为如下 5 型：Ⅰ型（急性心肾综合征）：急性心功能恶化导致的急性肾损伤；Ⅱ型（慢性心肾综合征）：慢性心功能异常导致的慢性肾脏病；Ⅲ型（急性肾心综合征）：急性肾功能恶化导致的急性心脏损害；Ⅳ型（慢性肾心综合征）：慢性肾脏病导致的心脏损害；Ⅴ型（继发性心肾综合征）：系统性疾病同时导致的心肾损害。

此处仅讨论Ⅰ型心肾综合征中由急性心力衰竭导致的急性肾损伤（AHF – AKI），此急性肾损伤（AKI）主要由肾脏有效血容量不足引起，主要为肾前性急性肾损伤或急性肾小管坏死。

【诊断要点】

1. 出现急性心力衰竭（AHF），包括急性失代偿性慢性心力衰竭。

2. 呈现利尿剂抵抗（呋塞米单次静脉注射 80mg 或全日静脉用药 200mg，或多种利尿剂联合应用，患者的高容量负荷及淤血仍持久存在即可考虑为利尿剂抵抗）。

3. 发生 AKI（参阅第五十五章"急性肾损伤"），约 3/4 以上患者 AKI 发生于 AHF 后一周内。

具有如下危险因素的患者易发生 AHF – AKI：高龄 ≥70 岁，基线血肌酐升高，蛋白尿，心功能Ⅳ级，既往心力衰竭 ≥3 次，应用大剂量静脉袢利尿剂，血钠 <130mmol/L，收缩压 <90mmHg 等。

【治疗原则】

本病需要心、肾内科两科医师协同防治。对 AHF 的治疗措施，应该对肾脏无害，或对改善肾功能有利。

1. 药物治疗

（1）血管扩张药　适用于血压正常或增高的充血性心力衰竭伴低灌注患者，当收缩压于 90～110mmHg 时需慎用，而 <90mmHg 时应禁用。常选用硝酸甘油、硝普钠、重组人 B 型利钠肽（又称为脑利钠肽）等药。用硝酸甘油或硝普钠时要密切监测血压，防止低血压发生、诱发或加重 AKI。

（2）正性肌力药　适用于低搏出量心力衰竭伴低血压及低灌注的患者，血压正常且无器官组织灌注不足者不宜使用。常选用多巴胺、多巴酚丁胺、米力农或左西孟坦等药。

（3）利尿剂　使用时有如下注意事项：①袢利尿剂的半衰期短，如布美他尼为 0.3～1.5h，呋塞米为 1.5～2.0h，托拉塞米为 3.0～4.0h，所以宜选用下面两种方式之一从静脉给药：首剂给以负荷量，然后持续泵注（如呋塞米首剂 20～40mg 从输液小壶给入，然后以每小时 10～40mg 速度持续泵注，初始 6 小时总量不超过 80mg，全日总量不超过 200mg）；或者每 8～12h 静脉注射一次。②提倡袢利尿剂与作用于远端肾小管或集合管的口服利尿剂（如氢氯噻嗪、螺内酯）合用，可增强利尿效果。③袢利尿剂不应盲目过大剂量应用（如静脉呋塞米总量不应超过 200mg/d），过大剂量应用不能增加利尿效果，反而激活肾素–血管紧张素系统及交感神经，致肾血管收缩，损伤肾脏，故应予避免（参阅附录三"肾脏病常用治疗药物"叙述）。

近年，促自由水排泄药，即血管加压素（又称为抗利尿激素）V2 受体拮抗剂托普伐坦，已被批准用于伴低钠血症的心力衰竭治疗，可以单独应用，或与利尿剂合用，合用能增强利尿剂的利尿效果。

2. 机械辅助治疗

（1）主动脉内球囊反搏　适用于严重心肌缺血（包括心肌梗死）伴心源性休克或顽固性肺水肿，且药物治疗无效的患者。该治疗需要请心内科医师会诊实施。假若主动脉内球囊反搏的球囊位置过低，则可能影响肾动脉血流灌注诱发 AKI，需予注意。

（2）机械通气　有呼吸窘迫者应尽快使用无创呼吸机辅助通气；出现呼吸衰竭无创通气治疗无效时，应予气道插管行人工机械通气。

（3）血液净化治疗　若 AHF 患者已出现利尿剂抵抗或（和）出现肾功能坏转达到 ARF 诊断标准时，为解除容量高负荷应及时给予连续性血液净化（CBP）治疗，又称为连续性肾脏替代治疗（CRRT）进行超滤脱水。仅做超滤脱水时，可以选用连续性静–静脉血液滤过（CVVH），如果患者已经出现 AKI，既需要超滤脱水又需要清除体内蓄积的尿毒素时，则可选用连续性静–静脉血液透析滤过（CVVHDF）。若无上述 CBP 设备时，也能用单纯超滤的设备进行缓慢持续超滤（SCUF）治疗。

掌握好超滤脱水的量及速度是保证治疗成功的关键。若脱水不够，高容量负荷及心力衰竭不能缓解，AKI 无法恢复；而脱水过度，又可导致低血容量及低血压，进一步加重 AKI。2016 年国内发表的《心力衰竭超滤治疗建议》建议将超滤脱水速度设为 200～300ml/h，治疗初为 200ml/h，这较为合理，但是原有慢性心力衰竭或（和）慢性肾脏病的老年患者可能还需要比此更慢。此外，在超滤脱水过程中，需要密切监测患者的血容量变化（如用红细胞压积动态监测或中心静脉压监测）及总体液量变化（如用生物电阻抗矢量分析进行监测），来实时调整超滤脱水量及速度，这很重要。

第五十四章　肝肾综合征

肝肾综合征（HRS）是晚期肝硬化或暴发性肝衰竭引起的急性功能性肾损伤（即肾前性肾损伤），系由内源性血管活性物质失衡及系统性循环功能异常（外周及内脏血管扩张而肾脏血管收缩）导致。HRS 与一般的急性功能性肾损伤不同，扩充血容量对改善肾功能常无效，治疗困难，死亡率高。

【诊断标准与分型】

1. 诊断标准

目前尚无国内制订的 HRS 诊断标准，可以参考 2015 年国际腹水俱乐部（IAC）修订的《肝硬化患者的急性肾损害诊断与处理：共识建议》进行诊断，具体内容如下：

（1）具有肝硬化及腹水。

（2）出现急性肾损伤（AKI）。IAC 制订的 AKI 标准为：48h 内血清肌酐（Scr）上升≥26.5μmol/L（0.3mg/dl），或在已知或假定的 7d 内 Scr 上升到≥基线的 1.5 倍。

（3）停用利尿剂并输注白蛋白 1g/（kg·d）扩容治疗 2 天，未显疗效。

（4）无休克。

（5）现在或近期没有使用过肾毒性药物，如非甾体抗炎药、氨基糖苷类抗生素及碘对比剂等。

（6）无器质性肾损害表现（例如尿蛋白 >500mg/d，尿红细胞 >50 个/HP，或超声提示肾实质性改变）。

此 HRS《共识建议》是针对肝硬化腹水患者制订的，若指广义的 HRS，则还应在第（1）条导致 HRS 的基础病中加上"暴发性肝衰竭"。

另外，HRS 缺乏特异性表现，因此符合上述标准后还需要除外其他病因导致的 AKI（例如急性肾小管坏死）才能诊断。

2. 疾病分型

HRS 分为Ⅰ型和Ⅱ型。Ⅰ型 HRS 常为感染诱发，肾功能损害进展迅速，2 周内 Scr 值倍增，达到 221μmol/L（2.5mg/dl）以上。临床上主要问题是急性肾衰竭，疾病预后差，若不及时治疗中位存活期仅 2 周。Ⅱ型 HRS 发病常无明显诱因，肾功能损害进展缓慢（数周至数月），Scr 值常在 133 ~ 177μmol/L（1.5 ~ 2.0mg/dl）范围。临床上主要问题是对利尿剂抵抗的难治性腹水。患者的平均中位存活期为 6 个月。若存在促发因素（如感染、大出血、放大量腹水），Ⅱ型 HRS 即可能转化成Ⅰ型 HRS。

【防治原则】

HRS 的治疗需要多学科合作，包括消化内科、传染病科、肾脏内科（包括血液净化）、介入科及肝胆外科等。

1. 预防措施

要积极防治 HRS 的促发因素：包括：①防治感染，尤其是自发性细菌性腹膜炎。②避免大量放腹水（放腹水量较大时，要同时输注血浆白蛋白）和过度利尿。③防治消化道大出血，食管静脉曲张患者应禁食坚硬食物，药片应磨碎服用。④防治低血压、低血容量及电解质紊乱等。

2. 放腹水及利尿治疗

针对腹水可进行如下治疗：①放腹水治疗。适当地反复放腹水有助于减轻腹内压，改善肾脏血流动力学，但不宜一次放腹水过多。一般首次仅放腹水 1L，而后逐渐增加至每次放腹水 3L，并同时静脉输注血浆白蛋白，每放腹水 1L 应补充白蛋白 6 ~ 8g。②利尿治疗。应根据个体情况摸索出达到稳定利尿效果的最小利尿剂药量。在放腹水之后使用静脉袢利尿剂常能增进利尿效果。近年，促自由水排泄药，即血管加压素（又称抗利尿激素）V2 受体拮抗剂托普伐坦，已被批准用于肝硬化腹水治疗，托伐普坦（7.5 ~ 30mg/d，共 7d）与利尿剂合用，能增强利尿效果。

3. 缩血管药物与输注白蛋白联合治疗

缩血管药物与输注白蛋白联合治疗能够减轻内脏血管扩张，改善血管活性物质平衡，而达到增加肾脏血流量及减轻肾前性肾衰竭的目的。

缩血管药物包括：①血管加压素类似物：血管加压素在临床上应用最早，但因其副作用较多，目前已少用；特利加压素目前应用最多，效果佳；鸟氨酸加压素也曾应用，但因其副作用严重（包括导致缺血性结肠炎及舌缺血），现已弃用。②α 肾上腺素受体激动剂：去甲肾上腺素已应用了数十年，现在仍常用其联合血浆白蛋白输注治疗 I 型 HRS，疗效肯定；口服药米多君常需与奥曲肽及血浆白蛋白联合应用，才获良好效果。③生长抑素类似物：如奥曲肽，如上所述需与米多君及血浆白蛋白联合应用。应用缩血管药物时要注意防止缺血及心律失常不良事件发生。

应用上述缩血管药物的同时，需静脉输注白蛋白扩容。推荐剂量为首日 1g/（kg·d），最大剂量 100g/d，而后 20 ~ 40g/d，血清白蛋白达到 45g/L 时或出现肺水肿时均应停用。

4. 体外人工肝支持系统治疗

体外人工肝支持系统可以分为两类：基于细胞的系统及非基于细胞的系统。下面分别作一简述：

（1）体外生物人工肝支持系统（EBLSS） 简称生物人工肝（BAL），属于基于细胞的支持系统。此系统是以培养的活肝细胞（常用猪肝细胞，也有用人肝细胞）做生物材料制成的体外生物人工肝，它不但能清除毒素，而且在一定程度上还具有肝脏的合成、分泌及代谢功能。EBLSS 主要用于 I 型 HRS 的重症患者，初步临床观察已显示，它能不同程度地改善肝功能及缓解临床症状，有望作为肝移植前的过渡治疗。

（2）分子吸附再循环系统（MARS） 又称为体外白蛋白透析（ECAD），属于非基于细胞的支持系统。MARS 是用富含白蛋白的透析液（浓度高达 20%）作为吸附剂，吸附清除血中与白蛋白结合的毒素，改善 HRS；而后饱含毒素的白蛋白又能在透析液循环回路中接受活性炭及离子交换柱的处理，除掉与之结合的毒素，再重复利用。MARS 既能清除水溶性毒素（如肌酐、氨、肿瘤坏死因子 – α 及白介素 – 6 等），又能清除与白蛋白结合的非水溶性毒素（如胆红素及胆汁酸等），适用于 I 型 HRS 重症患者的治疗，尤其是肝移植前的过渡治疗。

（3）分级血浆分离及吸附系统（FPSA） 此系统也属于非基于细胞的支持系统。

它由初级回路（血浆滤器及透析器）及二级回路（吸附滤器）两部分组成，与 MARS 一样，它既能清除水溶性毒素又能清除与白蛋白结合的非水溶性毒素。它与 MARS 不同之处是，它需要进行血浆分离，然后血浆通过离子交换树脂吸附掉与白蛋白结合的毒素，再进入血液，并通过透析器清除掉水溶性毒素。FPSA 也同样适于 Ⅰ 型 HRS 重症患者的治疗，包括肝移植前的过渡治疗。

5. 肾脏替代治疗

血液净化治疗常用连续性肾脏替代治疗（CRRT），包括连续性静 – 静脉血液滤过（CVVH）及连续性静 – 静脉血液透析滤过（CVVHDF），能解除循环高血容量、肺水肿、高钾血症及代谢性酸中毒等，但是单用此 CRRT 治疗很难提高患者存活率，常将其作为肝移植前的过渡治疗。

6. 介入治疗

做经颈静脉肝内门体支架分流（TIPS）能够直接降低门脉高压，减少腹水，增加肾脏有效血容量，从而改善肾功能。对其他治疗措施无效的顽固性腹水患者，TIPS 可能是一种有效治疗方法，已证实它能增进 Ⅰ 型 HRS 患者存活，而且可以作为肝移植前的过渡治疗。分流后要警惕肝性脑病出现，可以应用药物防治。

7. 肝移植治疗

肝移植目前仍是治疗终末期肝病，尤其是伴有 HRS 等严重并发症时的最佳手段，成功的肝移植可使 HRS 病人的肝、肾功能均得到有效恢复。

第五十五章　急性肾损伤

急性肾损伤（AKI）是指各种致病因素导致的肾功能迅速减退，它包含了急性肾衰竭（ARF）。AKI 可以分为肾前性、肾性及肾后性 3 大类。AKI 尤其已发展至 ARF 时，必须及时给予治疗（包括透析治疗），否则可危及生命，少数 AKI 缓解后还可能转换为慢性肾脏病。

【诊断要点】

1. 诊断标准

在 AKI 的 RIFLE 标准及 AKIN 标准基础上，"国际肾脏病：改善全球预后"组织（KDIGO）于 2012 年制订了新诊断标准，公布在《AKI 临床实践指导》中。根据此新标准，具备下列 3 条标准中有 1 条，AKI 即成立：①在 48h 内血清肌酐（Scr）上升≥0.3mg/dl（≥26.4μmol/L）；②在已知或假定的 7d 内 Scr 上升达基础值的≥1.5 倍（即较基线升高≥50%）；③尿量减少至 <0.5ml/（kg·h），持续 6h。

2. 分期

2012 年 KDIGO 标准依据 Scr 上升程度或尿量减少程度将 AKI 分为如下 3 期：

第 1 期：Scr 上升达基础值的 1.5~1.9 倍或上升≥0.3mg/dl（≥26.4μmol/L）；尿量减少至 <0.5ml/（kg·h），持续 6~12h。

第 2 期：Scr 上升达基础值的 2.0~2.9 倍；尿量减少至 <0.5ml/（kg·h），持续≥12h。

第 3 期：Scr 上升达基础值的 3.0 倍，或上升达≥4.0mg/dl（≥353.6μmol/L），或开始肾脏替代治疗，或 18 岁以下患者估算肾小球滤过率（eGFR）下降至 <30ml/（min·1.73m^2）；尿量减少至 <0.3ml/（kg·h），持续≥24h，或无尿≥12h。

RIFLE 标准将上述 1~3 期分别称为危险期、损伤期及衰竭期，可供参考。

3. 分类

根据致病原因及患病部位可以将 AKI 分为如下 3 大类。

（1）**肾前性急性肾损伤**　又称肾前性氮质血症。系肾脏供血不足，肾实质有效灌注减少导致的 AKI，但是此时肾组织并未发生器质性损害。肾前性 AKI 具有如下特点：①有导致肾脏缺血的明确病因（如脱水、失血、休克、严重心力衰竭、严重肝衰竭或严重肾病综合征等）；②患者尿量减少，但不一定达到少尿水平（每日尿量少于 400ml 为少尿），尿钠排泄减少（<20mmol/L），尿比重增高（>1.020），尿渗透压增高（>500mOsm/L）；③Scr 及血清尿素氮（BUN）增高，且二者增高不成比例，BUN 增高更明显（当二者均以 mg/dl 做单位时，正常人 Scr：BUN 比率约为 1：10，而肾前性 AKI 常为 1：>10）；④患者尿常规检验结果正常。

长时间的肾脏缺血可使肾前性 AKI 发展成急性肾小管坏死，即从功能性 AKI 发展成器质性 AKI，需要鉴别（参阅第五十六章"急性肾小管坏死"）。

（2）**肾后性急性肾损伤**　肾后性 AKI 是由尿路梗阻引起的急性肾功能损伤。它具有如下特点：①有尿路梗阻的因素存在，如尿路内、外肿瘤，尿路结石或血块，肾乳头坏死，腹膜后纤维化，前列腺肥大等。②临床上常突然出现无尿（每日尿量少于100ml 即为无尿），部分患者早期可呈现无尿与多尿交替，然后才完全无尿，Scr 迅速上升。③影像学检查常见双侧肾盂积水，伴双输尿管上段扩张。若为下尿路梗阻，还可见膀胱尿潴留。但是如果尿路梗阻发生非常迅速时（如双肾出血血块梗阻输尿管，或双肾结石碎石后碎块堵塞输尿管等），因肾小囊压迅速增高，滤过压迅速减少，患者立即无尿，此时即可能见不到肾盂积水及输尿管上段扩张。

（3）肾性急性肾损伤　肾性 AKI 又能进一步分为：①肾小管性 AKI，如急性肾小管坏死；②肾间质性 AKI，如急性间质性肾炎；③肾小球性 AKI，如急进性肾小球肾炎及重症急性肾炎；④肾血管性 AKI，包括大血管疾病如肾动脉栓塞血栓及急性双侧肾静脉主干大血栓，及小血管疾病如血栓性微血管病肾损害等。除此而外，还有急性肾皮质坏死，很少见。

【治疗原则】

此处仅强调病因治疗与透析治疗。

1. 病因治疗

AKI 的治疗效果在很大程度上取决于病因治疗效果。能及时去除病因者（如肾前性 AKI 改善肾脏有效血流量，肾后性 AKI 及时解除尿路梗阻），疗效常很好，AKI 随之恢复；而病因治疗困难者（如急进性肾小球肾炎、血栓性微血管病等），则 AKI 无法恢复，而将转入慢性肾脏病，遗留慢性肾功能损伤。

2. 透析治疗

透析治疗（包括血液透析及腹膜透析）能有效地纠正机体内环境紊乱（机体水、电解质及酸碱平衡紊乱及尿毒素蓄积），维持患者生命，赢得治疗时间。ARF 患者进行透析治疗的指征如下：高分解型应立即透析；非高分解型达到如下任何一个指征时也应透析：①少尿或无尿超过 1 ~ 2d；②Scr > 442μmol/L（> 5mg/dl）；③BUN > 21.4mmol/L（60mg/dl）；④血碳酸氢根（HCO_3^-）< 15mmol/L 或血 pH < 7.25；⑤血清钾 > 6.5mmol/L 或心电图有高血钾表现；⑥有肺水肿先兆；⑦尿毒症症状重。（详见附录一"血液透析治疗"）。

高分解型与非高分解型 ARF 的鉴别参阅第五十六章"急性肾小管坏死"。

第五十六章　急性肾小管坏死

急性肾小管坏死（ATN），是由缺血或毒物导致的严重急性肾损害，病理表现为肾小管上皮细胞变性、坏死，临床上出现少尿或非少尿性急性肾衰竭（ARF）。

【诊断要点】

1. 致病因素

ATN 常有明确病因，主要为如下两方面：①肾缺血：例如严重脱水、失血、休克等；②毒物肾损害：例如应用具肾毒性的中西药，接触动植物毒素、重金属、有机溶剂等。

2. 临床表现

ATN 典型病例常呈现少尿期、多尿期及恢复期的临床经过；而轻症病例可以没有少尿期，而直接呈现后面两期。前者称为少尿型 ATN，后者称为非少尿型 ATN。

（1）少尿期　出现少尿（尿量 <400ml/d），甚至无尿（尿量 <100ml/d），血清肌酐（Scr）及尿素氮（BUN）迅速上升，并出现水（常为血容量过多，严重时诱发肺水肿）、电解质（常出现高血钾）及酸碱平衡（常为代谢性酸中毒）紊乱及恶心、呕吐、食欲不振等肾衰竭症状。

（2）多尿期　病情恢复后尿量增加，当尿量 >400ml/d 时少尿期结束，然后一至数日即进入多尿期（尿量 >1000ml/d 是进入多尿期标志）。多尿期高峰时尿量可达 3000~5000ml/d。多尿期早期 Scr 仍可继续升高，约需 5~7d 才开始下降，代谢性酸中毒随之好转。该期易出现血容量不足、低血钾及低血钠等水及电解质紊乱。

（3）恢复期　此期长达半年至 1 年，患者尿量及肾功能（包括肾小球及肾小管功能）逐渐恢复正常。但是少数患者（常为老年、病重患者）仍可遗留不同程度的肾功能损害。

3. 实验室检查

（1）ATN 与肾前性急性肾损伤的鉴别　可用表 56 - 1 内各指标帮助鉴别。

表 56 - 1　鉴别急性肾小管坏死与肾前性急性肾损伤的尿检验指标

项目	急性肾小管坏死	肾前性急性肾损伤
尿渗透压（mOsm/L）	<350	>500
尿比重	<1.015	>1.020
尿钠（mmol/L）	>40	<20
尿肌酐/血肌酐	<20	>40
肾衰指数（mmol/L）	>2	<1
钠排泄分数（%）	>2	<1
尿蛋白	轻度	无
尿沉渣镜检	可见少量红细胞、肾小管上皮细胞及颗粒管型	阴性

注：肾衰指数 = 尿钠(mmol/L) × 血肌酐/尿肌酐

钠排泄分数(%) = 尿钠 × 血肌酐 ×100% /血钠 × 尿肌酐

（2）高分解型 ATN 与非高分解型 ATN 的鉴别　ATN 还能根据下列检验指标区分为高分解型及非高分解型。患者每日 Scr 上升 $> 176.8\mu mol/L$（2mg/dl），BUN 上升 $> 14.3mmol/L$（40mg/dl），血钾上升 $>1mmol/L$，血碳酸氢根（HCO_3^-）减少 $>2mmol/L$ 即为高分解型；否则为非高分解型。

4. 影像学检查

超声检查可见 ATN 患者的双肾体积增大或正常。

5. 病理学检查

ATN 的典型病理表现为弥漫或多灶状肾小管上皮细胞变性、崩解及脱落，肾小管腔内可见细胞碎屑。严重时肾小管基底膜裸露。另外，还常能同时见到肾小管上皮细胞再生。

但是，某些轻症患者常见不到上述典型病理表现。

【治疗原则】

ATN 各期的治疗原则如下：

1. 少尿期

如果没有条件进行透析治疗时，应该：①严格按照"量出为入"的原则控制液体摄入，即每日液体入量 = 显性失水量 + 不显性失水量 − 内生水量，平时情况下不显性失水量与内生水量的差值约为 500ml。②积极纠正代谢性酸中毒及电解质紊乱（尤其应防治高钾血症）。③在保证热量达到 $125.4 \sim 146.3kJ/(kg \cdot d)$，即 $30 \sim 35kcal/(kg \cdot d)$ 前提下限制蛋白质入量达 $0.6g/(kg \cdot d)$。

如果有透析治疗条件而且达到透析指征时应及时进行透析（包括血液透析及腹膜透析）（详见第五十五章"急性肾损伤"）。透析治疗能有效纠正水、电解质及酸碱平衡紊乱，并清除毒素。患者在进行透析治疗后即不再限制蛋白质入量。

2. 多尿期

进入多尿期后要特别注意防止脱水及电解质紊乱（尤其是低钾及低钠血症）。多尿期早期，Scr 仍可继续升高，约 $5 \sim 7d$ 后才下降，已行透析的患者 Scr 下降前不要过早停止透析。病情重少尿期长的患者，进入多尿期后往往较衰弱，容易继发感染，要注意防治感染。

3. 恢复期

无需特殊治疗，应避免使用肾毒性药物。患者应注意观察尿量变化，并定期到医院检验肾功能（包括肾小管功能），以观察肾功能是否最终恢复正常。

第五十七章　慢性肾衰竭

慢性肾衰竭（CRF）是各种慢性肾脏病（CKD）进展的最后结局，此时肾脏结构已不可逆地被毁坏（肾小球硬化、肾间质纤维化、肾小管萎缩等），肾脏排泄功能（排泄代谢废物及水分）及内分泌功能（生成促红细胞生成素及1,25二羟维生素 D_3 等）已严重受损，从而导致机体尿毒症毒素潴留、内环境平衡紊乱和多器官系统障碍，严重时可危及生命。

在导致 CRF 的基础 CKD 中，西方发达国家统计糖尿病肾病占第一位，高血压肾硬化症占第二位，慢性肾小球肾炎占第三位，多囊肾占第四位。我国目前统计慢性肾小球肾炎仍为第一位，不过糖尿病肾病及高血压肾硬化症所占比例在逐年增加，现已分列第二及第三位。

【诊断要点】

1. 我国制定的慢性肾功能损害分期标准

1992 年我国肾病学界根据肾小球滤过率（GFR）及血清肌酐（Scr）水平，将慢性肾功能损害分为如下 4 期。

慢性肾功能不全代偿期：GFR 50～80ml/min，Scr 133～177μmol/L（1.5～2.0mg/dl）。

慢性肾功能不全失代偿期（或称为慢性肾功能不全氮质血症期）：GFR 20～50ml/min，Scr 186～442μmol/L（2.1～5.0mg/dl）。

慢性肾衰竭期：GFR10～20ml/min，Scr 451～707μmol/L（5.1～8.0mg/dl）。

终末肾衰竭期（或称尿毒症期）：GFR＜10ml/min，Scr＞707μmol/L（＞8.0mg/dl）。

2. 国际应用的慢性肾脏病分期标准

2002 年美国国家肾脏基金会（NKF）下属肾脏病预后质量倡议（KDOQI）工作组发表的《NKF 慢性肾脏病实践指南：评估、分期及分层》首次制订了 CKD 分期标准，2005 年"国际肾脏病：改善全球预后"组织（KDIGO）对其略微作了修改，而后建议于国际推广。此标准如下：

第 1 期：GFR 正常/升高，即≥90ml/（min·1.73m²）。

第 2 期：GFR 轻度下降，即 60～89ml/（min·1.73m²）。

第 3 期：GFR 中度下降，即 30～59ml/（min·1.73m²）。

第 4 期：GFR 重度下降，即 15～29ml/（min·1.73m²）。

第 5 期：肾衰竭，即 GFR＜15ml/（min·1.73m²）。

所以，依据 CKD 的这一分期标准，从第 2 期起患者即已出现慢性肾功能损害，而第 5 期为终末期肾衰竭。

2013 年 KDIGO 又发表了《2012 慢性肾脏病评估及管理实践指南》，对 CKD 分期作了如下修订：将 CKD3 期进一步分为 3a 及 3b 两个亚期，前者 GFR 45～59ml/（min·1.73m²），后者 GFR 30～44ml/（min·1.73m²）。

现在提倡用 Scr 值计算 GFR（即 eGFR）值。2006 年我国改良的简化 MDRD 计算公式如下：eGFR $[\text{ml}/(\text{min} \cdot 1.73\text{m}^2)] = 175 \times \text{Scr}(\text{mg/dl})^{-1.234} \times$ 年龄$^{-0.179}$（女性 $\times$ 0.79）；2009年美国慢性肾脏病流行病学协作组创建的计算公式如下：eGFR $[\text{ml}/(\text{min} \cdot 1.73\text{m}^2)] = a \times (\text{Scr/b})^c \times (0.993)^{\text{年龄}}$，公式中的几个系数值为：a 白种人及其他人种女性为144，男性为141；b 女性为0.7，男性为0.9；c 女性 Scr$\leqslant$0.7mg/d 时为 -0.329，>0.7mg/d 时为 -1.209，男性 Cr$\leqslant$0.7mg/d 时为 -0.411，>0.7mg/d 时为 -1.209。这两个计算公式在国内都有应用。

3. 慢性肾功能不全基础上的急性肾损伤

原有 CKD 慢性肾功能不全的患者，可以在某些致病因素作用下出现急性肾损伤（AKI），导致肾功能急剧恶化。这些因素包括：感染，血容量不足，肾毒性药物或毒物，严重高血压（包括恶性高血压），急性失代偿心力衰竭，组织创伤，尿路梗阻等。若能及时治疗使上述致病因素得以去除或控制，急剧恶化的肾功能往往可以不同程度地恢复。因此对慢性肾功能不全基础上的急性肾损伤，都要积极寻找及治疗 AKI 致病因素。

【治疗原则】

慢性肾衰竭（含慢性肾功能不全）的治疗应包括早期的非透析保守治疗及疾病晚期的肾脏替代治疗。

1. 非透析保守治疗

（1）延缓肾损害进展

①治疗原发病：某些 CKD 如狼疮性肾炎及抗中性白细胞胞浆抗体（ANCA）相关性小血管炎等继发性肾脏病，在经过积极治疗后，肾功能损害进展能明显延缓，甚至在一定程度上好转。

②实施营养治疗：依据患者的肾功能状态，减少饮食蛋白入量或实施低蛋白饮食是营养治疗的关键，可参考国内专家2005年制订的《慢性肾脏病蛋白营养治疗共识》进行治疗，具体如下：

非糖尿病肾病的 CKD 第1、2期患者宜减少饮食蛋白量，推荐蛋白入量0.8g/(kg·d)；从第3期起开始实施低蛋白饮食，推荐蛋白入量0.6g/(kg·d)，并可补充复方 α - 酮酸制剂0.12g/(kg·d)。

糖尿病肾病患者从出现蛋白尿起即应减少饮食蛋白量，推荐蛋白质入量0.8g/(kg·d)；从 GFR 下降起，即应实施低蛋白饮食，推荐蛋白入量0.6g/(kg·d)，并可补充复方 α - 酮酸制剂0.12g/(kg·d)。至少50%的上述饮食蛋白应为高生物价的动物蛋白。

实施低蛋白饮食治疗时，患者摄入的热量应该维持在125.5～146.3kJ/(kg·d)，即30～35kcal/(kg·d)。但是，肥胖的2性糖尿病病人需要适当限制热量（总热量摄入可比上述推荐量减少1046～2092kJ/d，即250～500kcal/d），直至达到标准体重。热量摄入不足与蛋白入量过低均会导致营养不良。在实施上述低蛋白饮食治疗过程中，一定要对患者的治疗顺从性及营养状况进行密切监测，确保不发生营养不良。

另外，尚需根据患者情况补充维生素、叶酸及铁剂。

③控制肾病进展因素

高血压：慢性肾功能不全常出现高血压，而高血压又加速肾损害进展，一定要积极治疗。降血压治疗的降压目标值及降压药物选择及应用，参阅第三章"慢性肾小球肾炎"及第二十八章"良性高血压肾硬化症"。

蛋白尿：蛋白尿，尤其大量蛋白尿本身即能加速肾损害进展，因此应尽量减少尿蛋白排泄。除针对 CKD 疾病进行"治本"外，尚可用血管紧张素转换酶抑制剂（ACEI）或血管紧张素 AT_1 受体阻断剂（ARB）来"对症性"减少尿蛋白。药物用法及注意事项请参阅第五章"原发性肾病综合征"及附录三"肾脏病常用治疗药物"。

高脂血症：慢性肾功能不全常诱发脂代谢紊乱出现高脂血症，而高脂血症又能加重肾脏损害，因此进行调脂治疗很必要。治疗方法请参阅第五章"原发性肾病综合征"及附录三"肾脏病常用治疗药物"。

高尿酸血症：慢性肾功能不全时肾脏排泄尿酸障碍，常出现高尿酸血症，而高尿酸同样加重肾损害，故亦需进行治疗。治疗方法请参阅第三章"慢性肾小球肾炎"及第二十三章"高尿酸血症肾病"叙述。

上述各因素除能加速肾损害进展外，还能诱发 CRF 患者的心血管疾病，因此控制上述危险因素，不但对肾病有利，而且对防治心血管并发症也非常重要。

除上述各因素外，预防感染、禁用肾毒性药物（包括中药及西药），避免劳累和妊娠也非常重要。

（2）排除体内代谢废物　慢性肾功能不全失代偿后，体内代谢废物即开始蓄积，它能导致代谢性酸中毒及各器官系统的损害，故应尽力促其排除。主要途径是肠道排泄，包括：①服用含大黄制剂、活性炭吸附剂及氧化淀粉等；②中药保留灌肠（内含大黄等成分），即"结肠透析"治疗。但是上述措施排除代谢废物的能力皆十分有限，它们需与低蛋白饮食治疗（此治疗能减少代谢废物产生）相配合，效果才较好。

（3）维持机体内环境平衡　水、电解质及酸碱平衡紊乱的治疗，应特别注意高钾血症及代谢性酸中毒的防治。

高钾血症的防治：肾功能不全患者应慎服蓄钾药物（如 ACEI、ARB 等降压药物，及螺内酯、氨苯蝶啶等利尿剂）及含钾药物（如中药汤剂），并应少食含钾量较高的水果及绿叶蔬菜，以防止高钾血症发生。高钾血症一旦发生，即应采取下列措施及时治疗：①纠正代谢性酸中毒，常需要静脉滴注碳酸氢钠（详见下述）。②10% 葡萄糖溶液加胰岛素（葡萄糖 4~6g 加普通胰岛素 1U）静脉滴注。③袢利尿剂肌内或静脉注射，每次用量为呋塞米 40~80mg，或托拉塞米 20~40mg，或布美他尼 1~2mg。必要时可重复使用。④口服降钾树脂类药物，如聚苯乙烯磺酸钙或聚苯乙烯磺酸钠。总之应设法将血清钾转入胞内，或从肾及肠排出。另外，还可用 10% 葡萄糖酸钙 10~20ml 缓慢静脉注射来对抗高钾对心肌的影响。如果上述治疗效果差且血钾 $\geqslant 6.5$mmol/L 时，即应给患者实施紧急透析。

代谢性酸中毒的治疗：轻症患者可口服碳酸氢钠治疗；重症患者（血清二氧化碳结合力 <13mmol/L）则需静脉滴注5% 碳酸氢钠治疗。一般而言，一次滴入 5ml/kg 时，血清二氧化碳结合力可大约提高 5mmol/L。

（4）继发性甲状旁腺功能亢进的治疗　参阅第五十九章"慢性肾脏病 – 矿物质及骨代谢异常"。

（5）肾性贫血的治疗　请参阅第五十八章"肾性贫血"。

2. 肾脏替代治疗

包括血液透析（HD）、腹膜透析（PD）及肾移植。此处仅讨论透析治疗的相关问题。

（1）开始透析的指征　应对患者的肾功能及临床指标进行综合分析评价，而后适时开始透析治疗。但是有关如何具体掌握开始透析的时机，各国指南并不完全统一。

目前我国不少单位对非糖尿病肾病的 CRF 患者进行透析治疗的指征为：①Scr > 707μmol/L（8mg/dl），GFR < 10ml/min，尿素氮 > 28.6mmol/L（80mg/dl）；②血钾 > 6.5mmol/L；③血碳酸氢根（HCO_3^-）< 15mmol/L；④明显水潴留，可能发生急性左心衰竭肺水肿；⑤出现尿毒症心包炎、尿毒症脑病或消化道出血等严重并发症；⑥尿毒症症状严重（参阅附录一"血液透析治疗"）。

糖尿病肾病患者开始透析治疗的时间应该较非糖尿病肾病患者早，血清肌酐 > 530μmol/L（6mg/dl）或（和）GFR15 ~ 20ml/min，即应开始透析（参阅第二十二章"糖尿病肾脏病"）。这是因为糖尿病患者易并发心、脑血管疾病及神经系统病变，透析过晚上述并发症重，会影响患者生活质量及存活率。

（2）透析方式的选择　临床上应根据患者的具体病情及意愿、患者所在地医疗条件，及卫生经济学评估来合理选择治疗方式。目前多数比较性研究显示 PD 与 HD 治疗的远期存活率相似，但在治疗之初的头几年内，PD 患者的生活质量一般比 HD 患者好。而且 PD 与 HD 两种治疗方式可以互补，当一种透析方式不能继续进行时可以更换成另一透析方式。

一般而言，如下情况宜首选 PD：严重心脏病不能耐受 HD 者；无法建立血管通路者；有严重出血倾向，尤其是颅内出血伴颅压增高者。而下列情况宜首选 HD：有腹部大手术病史；广泛肠粘连；腹腔感染；腹腔内巨大肿瘤或多囊肾；哮喘、肺气肿导致明显肺功能不全。

（3）透析患者的营养治疗　①蛋白入量：维持性 HD 患者推荐蛋白入量 1.2g/（kg·d），当病人合并高分解状态时，蛋白入量应增加至 1.3g/（kg·d）；维持性 PD 患者推荐蛋白入量 1.2 ~ 1.3g/（kg·d）。50% 的饮食蛋白应为高生物效价的动物蛋白。可以同时补充复方 α - 酮酸制剂 0.075 ~ 0.12g/（kg·d）。②热量摄入：推荐 146.3kJ/（kg·d），即 35kcal/（kg·d），60 岁以上、活动量较小、营养状态良好者，可减少至 30kcal/（kg·d）。③其他营养素：应补给各种维生素、叶酸及铁。

（4）透析患者的并发症治疗　透析患者的高血压、肾性贫血、继发性甲状旁腺功能亢进症，及高脂血症等并发症均需积极治疗，治疗措施参见前述。此处仅对高血压强调几点：透析患者的高血压有的是容量依赖性高血压（血容量增多引起，超滤脱水能使血压下降），有的是肾素依赖性高血压（肾素分泌增多引起，超滤脱水反而使血压上升），需要区分。另外，高血压的降压目标值一般认为可掌握在如下水平：透析前 < 140/90mmHg，透析后 < 130/80mmHg。

第五十八章　肾性贫血

肾性贫血是指发病与慢性肾脏病相关的贫血，常发生于肾功能不全时。此贫血的产生存在多种原因，例如慢性肾脏病导致的红细胞生成原料缺乏（铁、叶酸缺乏），红细胞寿命缩短和失血（包括胃肠道失血），以及尿毒素（包括甲状旁腺素）抑制骨髓红细胞生成等，但是最主要的原因是慢性肾功能不全时肾脏促红细胞生成素（EPO）的生成减少。肾性贫血需要积极治疗，它与慢性肾衰竭患者（包括未透析及已透析患者、肾移植者）的生活质量及生存率密切相关。

【诊断标准】

慢性肾脏病患者（尤其肾功能不全时）女性血红蛋白（Hb）<120g/L，男性 Hb <130g/L，并能排除其他病因所致贫血时，肾性贫血即可诊断。肾性贫血一般为正细胞正色素性贫血，但伴缺铁时也可为小细胞低色素性贫血。

【治疗原则】

1. 贫血评估

肾性贫血患者在治疗前即应进行如下检查对贫血作一评估，治疗后也要定期再评估。

（1）血常规检查　包括血红蛋白浓度、红细胞计数及相关参数（平均红细胞体积、平均红细胞血红蛋白量、平均红细胞血红蛋白浓度等）、白细胞计数及分类、血小板计数。

（2）网织红细胞相对值及绝对值检测。

（3）血清铁蛋白（SF）水平。

（4）转铁蛋白饱和度（TSAT）。

（5）必要时尚需检测血清叶酸及维生素 B_{12} 水平。

上面第（1）（2）及（5）项检查，能提供关于贫血性质、严重程度及骨髓功能状态的信息，并能帮助肾性贫血与其他贫血鉴别；第（3）（4）两项检查能了解机体铁状态（SF 反映铁储存状态，TSAT 反映铁利用状态），以指导临床治疗。

2. 铁剂的使用

铁缺乏在慢性肾衰竭患者中十分常见，是造成红细胞刺激剂（ESA）低反应性的首要原因；但是静脉铁剂应用于临床后，又必须谨防另一个极端出现，即铁过载。因此治疗肾性贫血时，合理补铁（尤其是补静脉铁）极重要。

（1）应用铁剂指征　正如前述，目前临床上常用 SF 和 TSAT 分别作为反映机体铁储存及铁利用状态的指标，但是它们的检验结果都能受某些因素，尤其是慢性肾衰竭时常见的微炎症及营养不良的干扰，例如微炎症可导致 SF 增高而 TSAT 降低，而营养不良可导致 TSAT 增高，所以怀疑有微炎症时应同时检测血清高敏 C－反应蛋白来帮助判断，怀疑营养不良时应同时检测前白蛋白、白蛋白及转铁蛋白来帮助判断。

根据 2018 年中华医学会肾脏病学分会修订的《肾性贫血诊断与治疗中国专家共

识》，肾性贫血的补铁指征为：SF<100µg/L（血液透析<200µg/L）或（和）TSAT<20%；补铁的目标值范围为：SF 100～500µg/L（血液透析 200～500µg/L）而 TSAT 20%～59%。

补铁治疗前即应检查 SF 和 TSAT，补铁治疗后 SF 和 TSAT 应每月检测一次，Hb 达标后应至少每 3 个月检测一次。使用静脉铁剂治疗的患者需要注意：要停药 1 周后才能取血检测 SF 及 TSAT。

（2）补充铁剂途径　目前仅用口服或静脉两途径补铁，不主张肌内注射补铁。口服铁使用方便，无严重副作用，但是常存在胃肠反应，且胃肠吸收率低，补铁疗效不确定；静脉铁补铁效果好，但是需要静脉通路，且有出现严重不良反应（急性过敏反应、急性铁中毒反应及慢性铁过载）可能性。

具体应用时，要考虑贫血严重度、铁缺乏程度、既往口服铁剂的疗效及耐受性、有无条件静脉给药及药费价格等，来个体化地决定。一般而言，可参考下列意见：①非透析患者：口服及静脉补铁皆可，其中轻度铁缺乏患者可优先考虑口服铁。但是，口服补铁 1～3 个月无效时，仍应改用静脉铁。②腹膜透析患者：尽管口服及静脉补铁皆可，但已有临床试验显示后者疗效优于前者，故仍应优先考虑静脉补铁。③血液透析患者：应静脉补铁。

（3）铁剂剂量及用法

口服铁剂：每日应该服用元素铁 200mg。常用口服铁剂的元素铁含量如下：硫酸亚铁含 20%，琥珀酸亚铁含 30%，富马酸亚铁含 33%，多糖铁复合物含 46%。

静脉铁剂：①矫正相治疗：蔗糖铁或低分子右旋糖酐铁 100mg 静脉缓慢滴注（>30分），每周 2～3 次，累积量达 1000mg。一个疗程完成后，铁状态尚未达标，可以再重复治疗一个疗程。②维持相治疗：当铁状态达标后，维持给药的剂量和给药时间，应根据患者铁状态变化、对铁剂的反应、血红蛋白水平、ESA 用量、对 ESA 的反应和近期有无并发症等情况来决定，一般而言，蔗糖铁或低分子右旋糖酐铁的每周平均用量约为 50mg。当然，在铁状态稳定达标后也可以渐将静脉补铁改换成口服补铁。

静脉补铁需要注意：①所有种类的静脉铁剂在首次应用时均需做过敏试验，静脉铁剂输注应缓慢，首次输注后要严密观察患者 1 小时。②要备好复苏急救药品。医护人员要事先接受专门培训，能够及时判断及处理严重不良反应。③铁剂过敏、急性感染，及重症肝病患者禁用静脉铁剂。

3. 红细胞刺激剂的使用

ESA 中，基因重组人红细胞生成素（rHuEPO）在我国已应用 30 年，而新型长效 ESA，包括达依泊汀 α 及持续红细胞生成素受体激活剂（CERA）并未在我国上市。此处将只讨论 rHuEPO 的应用。

（1）Hb 靶目标值　用 rHuEPO 治疗肾性贫血时，Hb 的靶目标值为 110～120g/L，不应该超过 130g/L（超过此值会增加心脑血管事件等不良反应）。Hb 的靶目标值应该逐渐达到，用 rHuEPO 治疗肾性贫血时 Hb 的上升速度以每 4 周增加 10～20g/L 为宜，不宜超过 20g/L。

（2）rHuEPO 的给药途径　血液透析患者主张皮下或静脉给药；非透析及腹膜透析患者主张皮下给药。腹膜透析患者不主张腹腔给药。

（3）rHuEPO 剂量及用法　矫正相及维持相的用法不同，详述如下。

矫正相治疗：Hb 降到 90～100g/L 时即应开始 rHuEPO 治疗。起始剂量需要根据患者 Hb 水平、体重及临床情况（如有无高血压、心血管疾病、血栓栓塞疾病及癫痫发作史等）来确定。一般而言，开始治疗时 rHuEPO 的周剂量常为 100～150IU/kg，分成 3 次注射。而后每 4 周检验一次 Hb，如果 Hb 上升幅度达不到 10g/L，可以适当上调 rHuEPO 用量。当 Hb 上升达到目标值后即应改为维持量。

维持相治疗：rHuEPO 用量应视患者具体情况而定，通常比矫正相剂量少 25%～50%。

应用 rHuEPO 治疗，可能出现高血压、癫痫、透析管路凝血及血栓形成，应予注意。另外，决定给肿瘤患者或曾患过肿瘤的患者应用 rHuEPO 需格外谨慎。

（4）rHuEPO 低反应性　根据 2018 年中华医学会肾脏病学分会修订的《肾性贫血诊断与治疗中国专家共识》，rHuEPO 低反应性的判断标准如下：按患者体重计算剂量的 rHuEPO 治疗 1 个月后，Hb 水平与基线值相比无增加，称为初始 rHuEPO 治疗反应低下；用维持剂量的 rHuEPO 治疗后，为维持 Hb 水平达标需要两次增加 rHuEPO 剂量，且增加的剂量超过维持量的 50%，则称为获得性 rHuEPO 反应低下。

出现低反应性时，应寻找可能原因，并对其治疗。可能的原因包括：铁缺乏（为最常见原因）、感染/炎症、慢性失血（透析器残余血量、透析器凝血时的血液丢失、经常性取血化验、胃肠道出血等）、溶血、继发性甲状旁腺功能亢进、铝中毒、营养不良、叶酸或维生素 B_{12} 缺乏、恶性肿瘤、纯红细胞再生障碍性贫血（由抗 EPO 抗体引起）、骨髓纤维化、药物相互反应（如血管紧张素转化酶抑制剂及血管紧张素 AT_1 阻断剂对 rHuEPO 疗效的干扰）等。有的患者消除上述相关原因后，rHuEPO 低反应性即能获改善。当 rHuEPO 低反应性不能纠正时，能否改用低氧诱导因子脯氨酰羟化酶抑制剂来纠正肾性贫血目前尚无研究，故必要时 rHuEPO 低反应性的重症贫血患者只能接受输血治疗。

4. 低氧诱导因子脯氨酰羟化酶抑制剂（HIF－PHI）的使用

全球第一个用于临床治疗肾性贫血的 HIF－PHI 类新药罗沙司他，2019 年已被国家药品监督管理局批准上市。罗沙司他可抑制脯氨酰羟化酶活性，使低氧诱导因子-α（HIF－α）不被羟化及降解，而后 HIF－α 进入细胞核，与 HIF－β 形成功能二聚体，通过识别 DNA 的低氧反应元件（HRE），促进下游基因转录。如此，它能促进肾脏的内源性 EPO 生成，提高血中 EPO 水平；另外，还能降低血中铁调素水平，增加肠道铁吸收及单核-吞噬细胞系统铁释放，改善机体铁状态，因此，罗沙司他能够有效地治疗肾性贫血。

罗沙司他说明书上推荐的用法如下：透析患者起始剂量 100mg（45～60kg 体重的患者）或 120mg（>60kg 体重的患者），非透析患者起始剂量 70mg（45～60kg 体重的患者）或 100mg（>60kg 体重的患者），每周 3 次口服。开始时每 2 周测量 Hb 一次，当达到 100～120g/L 水平后，改为每 4 周测量 Hb 一次。根据患者当前的 Hb 水平及过去 4 周的 Hb 变化，每 4 周调整剂量一次。可参考表 58－1 推荐方法调整剂量。

表 58 -1　罗沙司他调整剂量方法

过去 4 周 Hb 的变化（g/L）	剂量调整时的 Hb 水平（g/L）			
	<105	105 ~ <120	120 ~ <130	≥130
< -10	↑	↑	无变化	暂停给药，监测 Hb，当下降到 <120g/L 时，降低 1 个阶梯剂量，恢复给药
-10 ~ 10	↑	无变化	↓	
>10	无变化	↓	↓	

增加或减少的剂量阶梯如下：20，40，50，70，100，120，150 和 200mg。例如，在 70mg 基础上增加 1 个阶梯，则增后剂量为 100mg；在 150mg 基础上减少 1 个阶梯，则减后剂量为 120mg。建议最大剂量为 2.5mg/kg 体重。

Hb 增高过快时的剂量调整如下：如果 Hb 两周内增加 >20g/L 且 Hb 值 >90g/L，则剂量应减少 1 个阶梯；建议在 4 周内仅减少 1 次剂量。

口服罗沙司他治疗肾性贫血时，一般不需要静脉补铁，需要时可以口服补铁。

第五十九章　慢性肾脏病－矿物质及骨代谢异常

慢性肾脏病－矿物质及骨代谢异常（CKD－MBD）是指 CKD 患者在肾功能进行性丧失过程中，出现的矿物质及骨代谢异常，及与其相关的多系统病变。对 CKD－MBD 进行治疗促其改善，对于慢性肾脏病（CKD）患者（尤其是透析患者）的生活质量和长期预后十分重要。

【诊断要点】

根据 2009 年公布的由"国际肾脏病：改善全球预后"组织（KDIGO）制定的《CKD－MBD 诊断、评估、预防及治疗的临床实践指南》，在如下 3 条标准中，存在 1 条或数条，CKD－MBD 诊断即成立。

1. 磷、钙、甲状旁腺素或维生素 D_3 代谢异常

从 CKD 第 3a 期开始，即应定期检测血清磷、钙、甲状旁腺素、碱性磷酸酶及血清 25 羟维生素 D_3。血清钙提倡检测游离钙，如果仅能测定血清总钙时，低蛋白血症患者需用下列公式计算校正钙值：校正钙（mg/dl）= 总钙（mg/dl）+ 0.08 × [40 － 血清白蛋白（g/L）]；甲状旁腺素提倡检测血清全段甲状旁腺素，即 iPTH；碱性磷酸酶提倡检测骨特异碱性磷酸酶，但是患者无肝病及血液病时，检测血清总碱性磷酸酶仍能很好地反映骨代谢状态。

CKD－MBD 时常见高磷血症、低钙血症、血清碱性磷酸酶增高、甲状旁腺功能亢进及血清 25 羟维生素 D_3 降低。近年对成纤维细胞生长因子 23（FGF23）在 CKD－MBD 发病中的作用已非常重视，此时其水平也会增高，但是目前临床还未开展血清 FGF23 检验。

2. 骨转换、矿化、容量、线性生长或强度异常

现在"肾性骨营养不良"这一术语仅被用于肾性骨病的病理诊断。根据骨转换、骨矿化及骨容量状态能将"肾性骨营养不良"分成如下几类：

（1）高转运性骨病　为继发性甲状旁腺功能亢进引起，故又名严重甲状旁腺功能亢进性骨病，病理诊断为纤维性骨炎。

（2）低转运性骨病　病理检查存在两个不同疾病：①骨软化：为活性维生素 D 缺乏或铝中毒引起，后者骨组织切片的铝染色阳性。②无动力性骨病：多因过度应用活性维生素 D 和钙剂引起，老年人及糖尿病患者尤易发生。无动力性骨病患者容易出现高钙血症。

（3）混合性骨病　是高转运性骨病和低转运性骨病的混合类型。

上述各病理类型骨病在临床表现上（骨痛症状、病理性骨折等）并无明显差异，确诊必须依靠骨活检病理检查。骨活检的适应证如下：难解释的骨折、持续性骨痛、难解释的高钙血症或高磷血症、铝中毒可能及应用双磷酸盐治疗前。

3. 血管或其他软组织钙化

（1）血管钙化　能累及任何动脉，有如下 3 种表现：①动脉内膜钙化：可参与动

脉粥样硬化斑的形成，常导致管腔狭窄、供血障碍，如果发生在冠状动脉，则可诱发缺血性心脏病（包括心肌梗死）；②动脉中膜钙化：常导致动脉僵硬，血管外周阻力增加，发生高血压；③皮肤小动脉钙化：能导致小动脉管腔狭窄，皮肤出现缺血性坏死及溃疡，被称为钙化性尿毒症动脉病，又称为血管钙化防御。坏死及溃疡可继发细菌感染，甚至出现败血症。

（2）内脏钙化　常见于心脏瓣膜、心肌、肺、骨骼肌和肾脏等软组织钙化，造成相应器官功能障碍。其中心脏瓣膜或（和）心肌钙化是心血管病高危因素。

（3）皮下组织钙化　钙盐沉积，常出现皮下结节。

影像学检查是发现血管及其他软组织钙化的关键检查。X线片能发现血管钙化（如腹部侧位X线片及肢体X线片能很好地诊断腹部及肢体动脉钙化）；超声心动检查能发现瓣膜钙化；电子束CT及多层螺旋CT对发现血管及内脏钙化也很有价值。此外，脉搏波传导速度（PWV）检测能反映动脉僵硬度。

【治疗原则】

根据患者病情个性化地制定治疗方案，并动态调整。

1. 控制高磷血症

（1）限制磷的摄入　每日不超过800~1000mg。饮食中磷有如下3个来源：①动物蛋白；每克动物蛋白含12~15mg有机磷，易被水解吸收，故应限制动物蛋白摄入量，并尽可能选用其中磷/蛋白质比率低者食用。②植物蛋白：所含有机磷为植酸磷，难被吸收，生物利用率低，可以食用。③无机磷：常含在食物添加剂及防腐剂中，极易吸收，故应避免食用含这些添加剂及防腐剂的饮料及食物。

（2）服用磷结合剂　①含铝磷结合剂：包括氢氧化铝及硫糖铝，降低血磷作用强，但长期服用时微量吸收的铝也会在体内蓄积造成铝中毒（铝性脑病、骨病及贫血），所以现在一般已不服用。只在血磷水平很高（血磷>7.0mg/dl，即>2.26mmol/L）需要迅速降低血磷以开始活性维生素D治疗时才应用，仅短期服用（不超过4周）。②含钙磷结合剂：二十余年来它一直是我国的第一线磷结合剂，包括碳酸钙（含40%元素钙）及醋酸钙（含25%元素钙，在元素钙含量相同情况下，醋酸钙的磷结合力强于碳酸钙），需在餐中嚼碎服用。长期服用含钙磷结合剂有增加心血管及软组织钙化的风险，因此2017年KDIGO更新的《CKD-MBD诊断、评估、预防及治疗的临床实践指南》已明确提出需要限制含钙磷结合剂的应用，因此现在我们应鼓励服用非铝非钙的磷结合剂。③非铝非钙磷结合剂：主要是碳酸镧和司维拉姆，后者包括盐酸司维拉姆（于体内会释放氯离子加重酸中毒，现已少用），及碳酸司维拉姆。2012年及2013年碳酸镧及碳酸司维拉姆已分别在我国上市，目前是首选磷结合剂。两药都需随餐服药，碳酸镧需嚼服，而司维拉姆不嚼服。此外，另一个非铝非钙磷结合剂羟氧化糖铁正在国内进行临床试验，预计不久之后也将上市，那时将会有更多选择。

（3）充分透析　常规剂量的血液透析（每周3次，每次透析4h）或腹膜透析皆不足以清除每周从饮食中摄入的磷（仅清除1/2~2/3），因此必须与上述限制磷摄入及服用磷结合剂治疗相配合。如果想增加透析磷排出，则必须增加透析剂量（如每周6次，每次6小时的夜间血液透析）。

2. 调整血钙水平

CKD-MBD 患者的血钙水平常降低或正常，如果血钙水平过低，可以适量服用含钙磷结合剂及活性维生素 D，予以纠正。

临床上，有些患者却出现高钙血症，这往往是"医源性"因素造成，包括滥用含钙药物（含钙磷结合剂及复方 α-酮酸制剂等）及活性维生素 D，或透析液钙浓度过高等，高钙血症可促进血管及软组织钙化，需要纠正。停用或减少含钙药物，暂时停服活性维生素 D，以及使用低钙透析液均能有效降低血钙。另外，近年国内上市的拟钙剂也能降低高血钙。

3. 活性维生素 D_3 的应用

关于骨化三醇与维生素 D 类似物如阿法骨化醇及帕立骨化醇的应用，2017 年 KDIGO更新的《指南》有如下建议：

（1）CKD G3a~G5 期非透析患者　此阶段患者的最适血清 iPTH 水平目前仍不清。不建议 CKD G3a~G5 期非透析成年患者常规使用骨化三醇或维生素 D 类似物，但是，具有严重的进行性甲状旁腺功能亢进的 CKD G4~G5 期患者仍可使用。

（2）CKD G5 期透析患者　建议将这些患者的血清 iPTH 水平维持在正常值上限的 2~9 倍。需要降低 iPTH 水平时，建议使用骨化三醇或维生素 D 类似物。

应用活性维生素 D 治疗时，应先将血清磷降至 <4.6mg/dl，血清校正钙调至 <9.5mg/dl。

4. 钙敏感受体激动剂

钙敏感受体激动剂又称为拟钙剂。2015 年 3 月首个拟钙剂西那卡塞已在国内上市，此药不仅能降低血清 iPTH 水平，还能有效降低血钙。它可与活性维生素 D 或维生素 D 类似物联用（尤其适用于难治性甲状旁腺功能亢进症合并高钙血症的患者），也可单独应用（此时需警惕低钙血症发生）。

5. 经皮甲状旁腺无水酒精注射

（1）适应证　并未完全统一，可以参考的指征是：血清 iPTH≥500pg/ml；活性维生素 D_3 冲击治疗无效；超声或（和）CT 检查证实甲状旁腺体积≥0.5cm³，并有丰富血流。

（2）副作用及局限性　此治疗有局部出血及损伤喉返神经的可能。治疗后有一定比例的患者会疾病复发。若疾病复发需要进行手术切除甲状旁腺时，酒精注射造成的甲状旁腺周围组织粘连，可能会增加手术难度。

6. 甲状旁腺切除术

可酌情选择进行甲状旁腺次全切除术、甲状旁腺全部切除术，或甲状旁腺全部切除及自体移植术等。

（1）适应证　iPTH >800pg/ml；顽固高钙或（和）高磷血症；活性维生素 D_3 冲击治疗无效；甲状旁腺体积≥1.0cm³，存在腺瘤或结节。

（2）副作用及注意事项　甲状旁腺切除术后常会出现严重低钙血症，需要积极治疗。术后仍有一定比例会复发。

附录一　血液透析治疗

血液透析（HD）是目前最常用的肾脏替代治疗方法之一，患者的抗凝血液经过血管通路流入透析器，利用半透膜的特性，通过弥散、对流原理使血液与透析液中的溶质进行交换，清除尿毒症毒素，补充某些体内缺乏的物质，纠正酸碱平衡及电解质紊乱，并通过超滤清除体内过多水分，从而达到净化血液，纠正内环境失衡的目的。

急性肾衰竭

适时的透析治疗，可以有效地纠正急性肾衰竭所引起的一系列病理生理变化，预防某些并发症的发生，有利于肾功能恢复，并为原发病的治疗赢得时间。目前大多数学者倾向于急性肾衰竭应早透析。

【血液透析指征】

有下列情况之一者，即可进行血液透析治疗：①少尿或无尿 24～48h；②血肌酐（Scr）≥442μmol/L（≥5mg/dl）；③血尿素氮（BUN）≥21.4mmol/L（60mg/dl）；④血碳酸氢根（HCO_3^-）≤15mmol/L；⑤血清钾≥6.5mmol/L 或心电图有高血钾表现；⑥有肺水肿先兆；⑦尿毒症症状重。

有下列情况之一者应紧急透析：①血钾≥7.0mmol/L；②pH≤7.25；③急性肺水肿；④出现尿毒症脑病（意识障碍或精神紊乱）。

【血管通路】

急性肾衰竭进行血液透析治疗主要选择临时血管通路，如颈内静脉、股静脉、锁骨下静脉等中心静脉双腔导管置入，置管位置以右侧颈内静脉为首选，或根据患者当时病情而定，一般不提倡外周动、静脉直接穿刺。如果估计患者肾功能难以恢复、有转为慢性肾衰竭的可能时，应为今后建立长期血管通路做准备。

【血液透析模式】

可以选择标准血液透析模式（也称间歇式血液透析，IHD），绝大多数血流动力学稳定的急性肾衰竭患者都可采用 IHD。但是，血流动力学不稳定的患者，常采用另一种血液净化方式，即连续性肾脏替代治疗（CRRT，或称连续血液净化治疗）。CRRT 具有血流动力学稳定、溶质清除率高及生物相容性好等优点，并能清除一些炎性介质，提供营养支持，维持水、电解质及酸碱平衡。因此，复杂、危重、血流动力学不稳定的急性肾衰竭患者仍应选用 CRRT 治疗。

慢性肾衰竭

血液透析、腹膜透析及肾移植同为维持慢性肾衰竭患者生命的重要肾脏替代治疗方法，它在我国已普遍开展。现在将就维持性血液透析中的几个问题作一讨论。

【血液透析指征及禁忌证】

1. 血液透析指征

关于慢性肾衰竭患者何时开始血液透析治疗一直存在争论，目前国际上尚无统一指标。美国 KDOQI 指南建议当肾小球滤过率（GFR）<15ml/min 时开始透析，而欧洲 EBPG 指南建议当 GFR 8~10ml/min 时开始透析。从前在我国慢性肾衰竭患者进入透析治疗的时机常明显晚于指南建议，这可能与我国当时的经济状况及患者的认知程度相关，适当地早开始透析应是正确选择。

在决定开始血液透析治疗前，应该对患者的肾功能及临床指标进行综合评价。目前我国不少医疗机构对非糖尿病肾病的慢性肾衰竭患者进行透析治疗的指征为：①Scr ≥707.2μmol/L（8mg/dl），GFR≤10ml/min，BUN≥28.6mmol/L（80mg/dl）；②血钾 ≥6.5mmol/L；③血 HCO_3^- ≤15mmol/L；④明显水潴留，可能发生急性肺水肿；⑤出现尿毒症心包炎、尿毒症脑病或消化道出血等严重并发症；⑥尿毒症症状重。糖尿病肾病患者开始透析治疗的时间应该较非糖尿病肾病患者早，一般认为 Scr≥530μmol/L（6mg/dl）或（和）GFR 15~20ml/min，即应开始透析。

2. 血液透析禁忌证

由于方法学的进展、技术和设备的进步，及医护技术水平的提高，目前血液透析已无绝对禁忌证。以下仅为相对禁忌证：①颅内出血伴颅压增高；②升压药不能纠正的严重休克；③严重心肌病变引起的心力衰竭（泵衰竭）；④严重活动性内脏出血；⑤不能合作的婴幼儿及精神病患者；⑥极度衰弱的临终患者。

【血管通路】

慢性肾衰竭患者的血管通路主要为永久性血管通路，包括自体动静脉内瘘、移植血管内瘘（包括自体、异体及人造血管旁路移植造瘘）及长期中心静脉导管。

至少应该在透析前 3 个月考虑建立自体动静脉内瘘，或在 GFR≤15ml/min 时开始建立，合成的移植物血管可以在透析前 2~4 周植入，长期中心静脉导管可以在使用时置入。但是如果没有预估与提前计划，约75%的初次血液透析患者需要建立临时性血管通路。

【抗凝剂的应用】

血液透析时应用抗凝剂有两个主要目标：一是尽量减轻透析膜和体外循环管道对凝血系统的激活，维持透析器和血路通畅；二是尽量减少全身出血的发生。常用的抗凝剂有普通肝素、低分子肝素、枸橼酸钠、阿加曲班等。

1. 肝素抗凝

如无禁忌证，普通肝素仍是目前首选的抗凝剂，有如下几种使用方法：

（1）全身肝素化法　一般首次剂量为 37.5~62.5U/kg，追加剂量 625~1250U/h。透析结束前 30~60min 停止使用肝素。治疗中要求活化部分凝血活酶时间（APTT）增加80%。此方法使用方便，过量时可用鱼精蛋白迅速中和。缺点是出血发生率高，部分患者可发生肝素诱发的血小板减少症，此时要停用所有类型的肝素。

（2）小剂量肝素化法　肝素负荷量为 12.5~25U/kg，透析开始后即以 25U/(kg·h) 的速度连续注入，直至透析结束。此法主要用于高危出血或有出血病史的患者。

（3）体外肝素化法 从动脉管路中持续注入肝素，从静脉管路中持续注入鱼精蛋白。肝素剂量可参考全身肝素化法，1mg 鱼精蛋白中和大约 125U 肝素。此法曾应用于有活动性出血的患者。由于操作复杂，很难准确监测和调整鱼精蛋白剂量，而且 2～4h 后肝素与鱼精蛋白解离，可发生反跳性出血，所以目前已很少使用此方法抗凝，它已被小剂量肝素化、无肝素透析及低分子肝素抗凝所取代。

（4）无肝素透析 血液透析前用 12500U/L 的肝素生理盐水预充透析器和管路，并保留 30min，再用 500ml 生理盐水冲净。透析过程中每 15～30min 给予 100～200ml 生理盐水冲洗透析器和管路，维持血流量 250～350ml/min。透析过程要密切观察静脉压、跨膜压、透析器和管路以便发现早期凝血迹象，并及时处理。无肝素透析主要用于有活动性出血的透析患者。

2. 低分子肝素抗凝

低分子肝素主要通过抗凝血因子 Xa 活性达到抗凝作用，用于有出血倾向的患者。一般可首剂一次性给予 2500～5000IU（60～80IU/kg）。通常透析 4h 不用追加肝素，如果超过 4h 或行 CRRT 治疗可酌情增加剂量。应用低分子肝素时以 APTT 监测凝血指标不可靠，有条件且必要时可监测抗 Xa 活性。必须注意的一点是，鱼精蛋白无法中和过量的低分子肝素。长期应用肝素可加重透析患者的脂质代谢紊乱及骨质疏松，而应用低分子肝素可明显减少这些副作用。

3. 局部枸橼酸钠抗凝

多用于重症患者，如多脏器衰竭或脓毒症伴有严重凝血功能障碍者。用此法抗凝确切有效、风险小，但方法多样、过程复杂。原则上，需要从透析器前管路注入枸橼酸钠，控制透析器后血中游离钙离子浓度为 0.25～0.35mmol/L，使体外循环充分抗凝。而后再从循环管路静脉端注入钙剂，控制患者体内游离钙离子浓度至 1.0～1.35mmol/L，恢复患者体内凝血反应，直至透析结束。局部枸橼酸钠抗凝法的不良反应主要有高血钠、低血钙、代谢碱中毒，使用不当时还可能引起体内枸橼酸蓄积中毒。

4. 阿加曲班抗凝

阿加曲班是近年出现的一个新型短时抗凝剂，其抗凝过程不依赖抗凝血酶Ⅲ，而是通过抑制凝血酶活性，进而抑制纤维蛋白形成和血小板积聚发挥抗凝效应。该药不诱导血小板减少。因此，阿加曲班适用于先天或后天抗凝血酶Ⅲ缺乏、肝素诱导血小板减少、肝素过敏的患者。用药过程可监测 APTT 及活化凝血时间（ACT）来了解其抗凝活性。阿加曲班注射后立即起效，半衰期短（40～50min），抗凝效果可维持 1～3h，停药后 1～2h APTT 即恢复正常。

阿加曲班主要经肝脏代谢、胆道排泄，肝功能不全患者阿加曲班的清除将减少 75%，半衰期延长 2～3 倍，需适当减量；而阿加曲班仅 16%～23% 从肾脏清除，20% 从血液透析器清除，故肾功能受损及血液透析患者均不需调节用量。

阿加曲班作为抗凝剂在透析中的用法并未统一，如下用法仅供参考：首剂给药 8mg，然后按 6mg/h 速度持续滴入，使 APTT 延长 1.5～3.0 倍（不超过 100s），或 ACT 达 150～250s。透析结束前 20～30min 停止给药。阿加曲班用量过大会引起出血，目前尚无拮抗药，必要时可输注凝血酶原制剂（如静脉点滴凝血酶原复合物）或输注新鲜血浆，增加体内凝血酶浓度。

【诱导期血液透析】

诱导期血液透析要从高频短时低效透析开始，逐步过渡到规律透析，如此将避免血中溶质浓度过快下降，血浆渗透压梯度变动过大，而诱发失衡综合征。

首次透析时，透析时间 2.0 ~ 2.5h，血流量 150ml/min，透析液流量 500ml/min，用较小面积的透析器，用钠浓度较高的透析液（140mmol/L，低钠透析液可能加重脑水肿），血尿素氮下降率不应超过 30%。第二次透析时间 2.5 ~ 3.0h，血流量 150 ~ 180ml/min，以后逐渐增加，至第 3 ~ 5 次透析后，血流量应达到理想水平，并达到充分透析（透析后血尿素氮下降率应大于 60%）。液体的清除量依病情而定，一般每次透析清除 2.0kg 左右，必要时（如水负荷过重、急性左心衰、肺水肿）可使用单纯超滤，以尽快清除水分缓解症状。对于容量不足的患者，则需补充液体。

【血液透析充分性评估】

血液透析患者透析充分与否与其生活质量、并发症发生率及存活率密切相关，透析充分性的评估是规范化血液透析治疗重要的组成部分，是确定患者透析方案的重要依据。一般认为达到以下要求即可认为患者得到了充分透析：患者自我感觉良好；透析并发症少、程度轻；血压和容量状态控制良好，透析间期体重增加不超过干体重 5%，血压保持 140/90mmHg；血电解质和酸碱平衡指标基本正常；营养状况良好。

除主观评价外，临床上常用以下指标评估血液透析的充分性。

1. 尿素清除指数（Kt/V）

基于尿素动力学模型，Kt/V 可以看作是透析治疗剂量的一个指标，用于评价小分子物质的清除。其中 K 代表透析器的清除率，t 为每次透析时间，V 为尿素分布容积。KDOQI 2006 年更新的《血液透析充分性临床实践指南》推荐 Kt/V 至少应为 1.2（单室模型，可变容量）。计算公式（Daugirdas 公式）如下：

$$Kt/V = -Ln(R - 0.008 \times t) + (4 - 3.5 \times R) \times UF/W$$

式中 Ln 是自然对数；R 是透析后 BUN/透析前 BUN 比值；t 是 1 次透析时间（h）；UF 是透析中超滤量（L）；W 是透析后干体重（kg）。

此公式是根据尿素分布一室模型设计，但一室 KT/V 模型是视机体为溶质均匀分布的单一池，忽略了透析中尿素产生量、体液容量变化及溶质室间转运系数等变量因素。由于一室模型忽视了透析后溶质的反跳，因此计算结果将过高地估计了实际清除量，二室 KT/V（Kt/Vdp）可以克服上述缺点。计算方法只要将上述公式中 R 改为 R2（即透析后 30min 时血液 BUN 浓度）即可。

对有残余肾功能的患者，应计算修正后总 Kt/V（DT）。DT 为透析器对 BUN 的清除率与残余肾功能对 BUN 的清除率（Kru）的总和。计算公式如下：

$$每周透析 2 次：DT = Kt/V + (9.5 \times Kru/V)$$
$$每周透析 3 次：DT = Kt/V + (5.5 \times Kru/V)$$
$$Kru(ml/min) = V(ml)/Q(min) \times [Cu/(Ct + Co_2) \div 2]$$

式中 V 为透析间期总尿量，Q 为透析间期时间，Cu 为透析间期尿液的平均尿素氮浓度，Ct 为第一次透析后 BUN 浓度，Co2 为第二次透析前 BUN 浓度。

2. 尿素下降率（URR）

URR 是指单次透析清除尿素的分数，2006 年 KDOQI 更新的上述指南推荐 URR 至少应为 65%。计算公式如下：

$$URR = (1 - 透析后 BUN/透析前 BUN) \times 100\%$$

URR 与 Kt/V 显著相关，是最简单的评价血液透析充分性的方法，但未考虑超滤、残余肾功能和蛋白分解代谢率（PCR）对透析剂量测定的影响，不提供调整透析方案的参数。目前多主张与 Kt/V 结合判断。

3. 时间平均尿素浓度（TACurea）

TACurea 等于透析治疗时尿素波动曲线下面积除以时间，反映尿素生成与清除间的平衡。TACurea > 50mg/dl 提示透析不充分。计算公式（Laird 公式）如下：

$$TACurea = [Ta(C_1 + C_2) + Ia(C_3 + C_2)]/2(Ta + Ia)$$

式中 Ta 为血液透析时间（h），Ia 为血液透析间隔时间（h），C_1 为透析前血尿素浓度（mg/dl），C_2 为透析后血尿素浓度（mg/dl），C_3 为下次透析前血尿素浓度（mg/dl）。

4. 蛋白分解代谢率（PCR）

在营养状态稳定，氮零平衡时，净蛋白质的分解代谢率等于蛋白质的摄入量。由于蛋白质分解产生的尿素是决定血尿素氮浓度的一个重要因素，故 PCR 既能反映营养状况，结合 Kt/V 还能判断透析充分性。

PCR 用理想体重校正而获得标准化蛋白质分解率（nPCR），单位为 g/(kg·d)。nPCR 的计算公式（Gotch 公式）如下：

$$nPCR = PCR/Vt \div 0.58$$
$$PCR = 9.35G + 0.29Vt$$
$$G = (Co_2 - Ct) \times Vt/\theta + Vu \times Cu/\theta$$

式中 Vt 为干体重（kg），G 为尿素净生产率（mg/min），Ct 和 Co_2 分别为第二次透析前及第一次透析后的 BUN 浓度（mg/dl），θ 为透析间期（min），Vu 为透析间期尿量（ml），Cu 为透析间期尿液的平均尿素氮浓度（mg/dl）。

Kt/V、nPCR 和 TACurea 是三个相互关联的指标，在判断透析充分性时必须将三者结合起来考虑。当 Kt/V 固定时，TACurea 随 nPCR 的增加而增加；当 nPCR 固定时，Kt/V 增加而 TACurea 减少。

5. β_2 微球蛋白下降率

β_2 微球蛋白（β_2-MG）是分子量为 11800 道尔顿的中分子物质，其下降率能反映中分子物质的清除率，中分子物质的清除可减少远期并发症（如 β_2-MG 相关性淀粉样变性、骨关节病、神经病变及贫血等），提高长期透析患者的生存质量。低通量透析器 β_2-MG 下降率几乎为零，而高通量透析器 β_2-MG 下降率为 30% ~ 60%。β_2-MG 下降率计算公式如下：

$$\beta_2\text{-MG 下降率}(\%) = (透析前 \beta_2\text{-MG} - 透析后 \beta_2\text{-MG})/透析前 \beta_2\text{-MG}$$

6. 容量状态的评估

清除体内多余的水分是透析治疗的主要目的之一。确定水清除量的标准是干体重。所谓干体重是指透析结束时患者体内既无水潴留也没有脱水状况下的体重。目前并无某种指标可以精确界定干体重。在临床实际工作中，通常仅依据临床经验和非创伤性检查评估干体重，如有高血压、呼吸困难、不能平卧、肺底湿罗音、颈静脉怒张、周围水肿等。但这些方法不十分可靠，近年来提出多种实验及影像学方法测定干体重，可是方法繁杂，利用价值较差。现在将几种方法介绍如下：

（1）心胸比值　摄胸部正位 X 线片，测量心胸比值，此比值 < 50% 提示已达干体重。

（2）下腔静脉直径与体表面积比值（VCD）　用超声测量 VCD 能反映中心静脉压情况。达到干体重时 VCD 在 $8 \sim 11.5 mm/m^2$，若 VCD > $11.5 mm/m^2$ 表示容量负荷过多，而 VCD < $8 mm/m^2$ 表明容量负荷过低。

（3）血清 B 型脑钠肽（B - BNP）　血浆中 BNP 主要由心室肌细胞分泌，当心室充盈压升高、心肌纤维被牵拉时可迅速表达，分泌 BNP 前体（pro - BNP）。pro - BNP 在蛋白酶作用下裂解为具有生物活性的 BNP 和无活性的氨基末端 BNP 前体（NT - pro BNP），两种多肽都释放入血，且为等摩尔分泌。NT - pro BNP 的生物半衰期为 $60 \sim 120 min$，而 BNP 的生物半衰期为 20min，因此临床上常检测 NT - pro BNP，一般认为其水平可以间接反映 BNP 水平。研究提示透析后血浆 BNP 及 NT - pro BNP 较透析前显著下降（其很难通过透析膜，不超滤除水不下降），因此透析后 BNP 及 NT - pro BNP 的下降，与血容量减少、心室肌受牵拉减轻从而分泌减少相关。应该注意的是，BNP 及 NT - pro BNP 不能检出低血容量患者，而且应用时需要考虑心室扩大、心功能减退等器质性心脏病对结果的影响。BNP 或 NT - pro BNP 检测结果与 VCD 结合，对无实质性心脏病的稳定的透析患者干体重评估很有临床意义。

但在某些情况下（如严重低蛋白血症，重度感染、大量房室间反流），一些评价血容量的指标（如下腔静脉直径、脑钠肽）并不能准确反映总体水的情况，故不可一味的依赖某一检查指标断定干体重。干体重的确定应结合患者的临床表现、检查结果和医生的临床经验来综合判定。

【血液透析的急性并发症】

血液透析并发症包括急性并发症和远期并发症。急性并发症是指透析过程中发生的并发症，发生快，病情急，需即刻处理。远期并发症为透析相当长一段时间后出现的并发症，起病慢，病情重，需加强防治。本节主要介绍几种常见的血液透析急性并发症。

1. 首次使用综合征

首次使用综合征是使用新透析器后短时间内发生的一组症候群，为血液与透析器、消毒剂、透析液接触后发生的变态反应。临床上可以分为 A、B 两型。

（1）A 型首次使用综合征　发生率为 0.04%。多在透析开始后 $5 \sim 30 min$ 内发生，可能与透析器、管路消毒用的环氧乙烷有关。重者表现为呼吸困难、全身烧灼感、胸腹剧痛、血压下降、休克，偶有心脏骤停甚至死亡。轻者有胸痛、瘙痒、荨麻疹、流泪、流涕、腹肌痉挛或腹泻。轻者给予抗组胺药物并对症处理即可，重者需要立即停止透析，丢弃体外循环的血液，并给予吸氧、抗组胺药、糖皮质激素及肾上腺素等治疗，心脏骤停时需紧急进行心肺复苏。透析前用生理盐水（至少 500ml）冲洗透析器和管路可减少 A 型首次使用综合征的发生。

（2）B 型首次使用综合征　发生率为 3% ~ 5%。一般在透析开始后几分钟到 1h 内发生，可能与透析膜生物相容性差或透析器内毒性物质激活补体相关。主要表现为胸背痛，症状较轻，使用铜仿膜或纤维素膜者较多见。发生时可继续透析，给予吸氧及对症处理。应用生物相容性好的透析器，透析前用生理盐水（至少 500ml）冲洗透析器和管路，可以预防或减少 B 型首次使用综合征的发生。

2. 失衡综合征

失衡综合征发生率为 3.4% ~20%。主要原因是透析中血浆尿素氮比脑脊液中尿素氮下降快，血脑之间产生渗透梯度，水分进入脑细胞，诱发脑水肿。失衡综合征常发生于新进入透析的如下患者：血中尿毒素水平很高（如 BUN >60mmol/L）；严重代谢性酸中毒；老人及透析前有中枢神经系统症状者。

失衡综合征可发生于透析中或透析刚结束时，早期表现有恶心、呕吐、头痛、烦躁等，严重者出现惊厥、扑翼样震颤、意识障碍、昏迷，甚至死亡。

最简单的预防方法是缩短透析时间，增加透析频率，不使用大面积或高效透析器，而且维持透析液钠浓度在 140 ~145mmol/L 水平。

失衡综合征有自限性，通常于 24h 内逐渐自发缓解。轻症者可用 50% 高渗葡萄糖液或 3% 高渗氯化钠液 40ml 静脉推注。重者停止透析，静脉滴注 20% 甘露醇 250ml，必要时可使用镇静剂。

3. 肌肉痉挛

肌肉痉挛常出现于透析后半程，多见于足部肌肉、腓肠肌和腹壁肌肉，呈痛性痉挛，腹肌痉挛症状酷似急性腹膜炎。

减少透析间期体重增加量，避免透析中超滤过多、过快，可预防或减少肌肉痉挛的发生。肌肉痉挛时，可静脉滴注生理盐水 100 ~200ml、高渗盐水或高渗葡萄糖溶液。改变血液净化方式也可减少肌肉痉挛的发生。

4. 低血压

血液透析中低血压是指透析过程中收缩压下降 ≥20mmHg，平均动脉压下降 ≥10mmHg，是透析中主要并发症之一，发生率为 20% ~40%。常见于年老体弱、儿童及血流动力学不稳定者。导致低血压原因：①有效血容量不足（脱水超过干体重，或血浆渗透压大幅度下降，或超滤率大于毛细血管再充盈率）。②自主神经功能紊乱，升压调节机制障碍。③透析器滤过膜生物相容性差，导致补体活化，产生过敏毒素。④心脏因素（心力衰竭、心包积液或填塞、严重心律失常等）。⑤透析液因素（内毒素、低钠、低钙、低渗、高温、醋酸盐等）。⑥使用静脉扩血管药物（如硝酸甘油等）或口服降压药物。

典型低血压的表现有恶心、呕吐、出汗，重者出现面色苍白、呼吸困难，血压下降。有些特殊表现可能是低血压的早期反应，如打哈欠、便意、后背发酸等，及时发现并采取措施可预防低血压发生。

低血压可采用下列措施预防：①开始透析前体外循环要预充盐水；避免脱水过快及脱水过度；严重低蛋白血症者要在透析中输血浆、白蛋白或其他胶体溶液。②使用生物相容性好的透析膜。③改变血液净化方法，用序贯透析或血液滤过。④提高透析液钠浓度，或用可调钠透析，不用醋酸盐透析液。⑤应用低温透析。⑥应用生物反馈血容量监测透析。⑦纠正贫血，严重贫血患者要在透析开始时输血。⑧停用扩血管药物及降压药物。⑨服用 α_1 受体激动剂盐酸米多君。

应采取如下措施治疗：立即头低脚高位，停止超滤除水，输入生理盐水 100 ~200ml，轻者很快缓解，可以重新减慢除水速度继续透析，如果血压不上升或症状不缓解，则应停止透析，再进一步寻找原因，实施相应措施。

5. 高血压

血液透析过程中发生血压升高原因很多，常见原因如下：①脱水导致肾素－血管紧张素系统及交感神经系统兴奋性增强，血管收缩，外周阻力增高。②某些透析并发症（如热源反应、硬水综合征或失衡综合征等）导致血压升高。③原服用降压药物者，降压药（包括多数血管紧张素转换酶抑制剂和部分 β 受体阻断剂）被透析清除。

透析中的血压升高多半在透析中、后期发生，而且有逐渐升高趋势。轻度升高可以没有自觉症状，重者可有头痛，除非严重高血压或伴有高血压危象，通常不出现恶心、呕吐。结束透析 2 ~ 3h 后血压可以自然恢复至透析前水平。

透析高血压对降压药的反应常较差，可试用舌下交替或反复含服硝苯地平或卡托普利治疗。如果血压下降不理想，可静脉滴注乌拉地尔，甚至滴注硝普钠。若血压仍不能下降，则应中止透析，继续降压处理。

6. 急性溶血

血液透析中发生急性溶血是非常罕见的严重并发症，可以导致患者死亡。常见原因：①透析液配比失误致渗透压过低；②透析液温度过高；③透析用水中的氯胺、铜离子等过量；④消毒剂（如甲醛、过氧乙酸等）残留；⑤异型输血等。

急性溶血临床表现多样，包括胸闷、呼吸困难、头痛、背痛、腹痛、恶心等，可伴有发冷、发热；静脉回流血液呈深红葡萄酒色，血液离心后血浆呈粉红色。化验显示急性贫血，而且血管内溶血检验指标阳性（如血清结合珠蛋白下降，游离血红蛋白增加等）。

如确诊溶血，应立即停止透析，丢弃体外循环中血液，并给予吸氧、输血，及时处理高钾血症。病情稳定后应尽快重新开始透析。

7. 心律失常

血液透析相关心律失常发生率较高，美国报道为31%，国内报道19.7%。原有心脏病、严重贫血及出现电解质紊乱时尤易发生。

常见的心律失常有：①房室传导阻滞：高血钾是导致房室传导阻滞的最常见原因，治疗需尽快矫正高血钾及代谢性酸中毒（参阅第五十七章"慢性肾衰竭"）。②室上性心动过速：发生率占心律失常15.9% ~ 23%，主要为心房扑动和心房纤颤，多与低血钾有关，提高透析液钾浓度（3.0 ~ 3.5mmol/L）可以预防。③室性心律失常：发生率占心律失常10.6% ~ 27.9%，是最常见的猝死原因。常发生于原有心脏疾病的患者，透析是诱发因素。

8. 猝死

猝死约占透析患者全因死亡的40%，主要为心源性猝死。有资料表明，心源性猝死的发生率与透析间隔时间长短有关，间隔时间长发生率高，而且透析前发生率高，透析后发生率低，这与透析间期常导致容量负荷过高及钾蓄积相关。

猝死常见原因有：①心脏疾病：如冠心病、心力衰竭、急性肺水肿、出血性心包填塞等；②脑血管意外；③电解质紊乱：如严重高钾血症，体内缺钾仍使用低钾透析液造成严重低钾血症，体内缺钙时在透析中快速输入含枸橼酸钠的血液导致严重低钙血症等，它们均易诱发心源性猝死；④超滤过度；⑤空气栓塞等。

针对上述可能引起猝死的原因，采取适当措施加以预防非常必要，例如制定个体化透析方案，增加透析时间和频率，提高透析充分性；注意调整透析液中钾、钙浓度，避免严重高钾、低钾及低钙血症发生；治疗相关心脏疾病，控制高血压及纠正贫血等。对具有心源性猝死高风险的患者，有必要预防性埋藏植入型心脏复律除颤器（ICD）。

在透析中患者突然出现胸闷，心动过速、过缓或严重心律不齐，呼吸急促或不规则，血压下降，静脉壶内血液颜色变暗等情况时，均应及时停止透析，努力寻找原因。一旦发生心脏骤停，即应迅速进行心肺复苏。

附录二　腹膜透析治疗

【腹膜透析的适应证和禁忌证】

1. 适应证

慢性肾衰竭及急性肾衰竭患者的腹膜透析指征与血液透析相同，详见附录一"血液透析治疗"叙述。

2. 禁忌证

（1）绝对禁忌证　包括：①腹膜面积严重减少，如曾作大部分肠系膜切除，及腹膜炎或肿瘤转移导致广泛腹膜粘连或纤维化；②腹膜缺损，如先天胸腹瘘，及腹主动脉手术所致后天缺损；③肠管扩张（肠梗阻）引起腹部膨胀；④严重慢性阻塞性肺疾病。⑤患者精神异常，不能合作。

（2）相对禁忌证　包括：①3日内曾行腹部手术，或腹部有外科引流管；②腹腔容量不足，例如晚期妊娠、腹内巨大肿瘤；双侧巨大多囊肾（腹腔有足够交换空间的多囊肾患者仍可进行腹膜透析）；③局限性腹膜炎；④炎症性肠病或结肠憩室；⑤腹壁疝、膈疝、腹裂；⑥严重肥胖或严重营养不良；⑦严重的椎间盘突出症；⑧腹腔及盆腔脏器脱垂；⑨手术切口或隧道外出口部位有严重皮损；⑩不能行动、手部残疾、视力差等原因不能自我进行透析，而又无其他人员辅助者。

【腹膜透析置管术前及术后处理】

1. 术前处理

（1）与患者及家属谈话并签署手术知情同意书。

（2）完善术前检查　包括乙型及丙型肝炎、梅毒、艾滋病筛查，凝血功能、肝功能、肾功能、电解质等化验检查、胸片、心电图、超声心动图及腹部B超等检查。

（3）腹部备皮　清洁皮肤（沐浴或擦洗，特别注意脐部清洁），然后腹部（上至剑突，下至双侧大腿上1/3，两侧至腋中线）剃毛备皮。

（4）清洁肠道　应用开塞露或口服缓泻剂清洁肠道，既往有便秘史者需要灌肠；术前8h禁食（必要的药物如降压药可不停服）。

（5）应用抗生素　术前1h静脉滴注一代头孢菌素（如头孢唑林）或万古霉素。

（6）其他　重度贫血患者输红细胞悬液，肾衰竭血小板功能异常者输注血小板悬液。

2. 术后处理

（1）手术当日注意观察患者生命体征，并注意手术切口和隧道外出口有无渗血或渗液。

（2）术后导管应制动，以利伤口愈合。并按常规进行隧道外出口护理（详见下述）。

（3）术后每日用1000ml腹透液冲洗腹腔，每日1次，至冲洗液全无血性后，改为每周冲洗2次。每次冲洗完毕后用肝素10mg溶于10ml生理盐水中封管。

（4）避免食用易导致肠胀气食物，保持大便通畅（必要时服用润肠药物）。

（5）鼓励患者早期下床活动，但是年老体弱患者却不宜过早下地，以免影响伤口愈合。

（6）腹膜透析置管术后，急症患者便可立即开始透析；但是，慢性腹膜透析患者最好能等待2周（老年人或糖尿病患者甚至需要3～4周），待伤口良好地愈合后再透析。透析液灌入量应根据患者耐受程度逐渐增加（一般起始量1L，1周后增至1.5L，2周后增至2L），最后留腹容量为1.5～2L。腹腔压力耐受性差的患者，增量速度可更慢。

3. 应用抗血小板或抗凝药患者的特殊处理

（1）口服抗血小板药物者　服用氯吡咯雷、噻氯匹定或阿司匹林的患者，应在术前1周停服，改为低分子肝素皮下注射；术前1d停注低分子肝素，准备手术。术后1d若无活动性出血，则可恢复抗血小板药物口服。

（2）口服华法林类抗凝药者　术前5～7d停服华法林类抗凝药，改为低分子肝素皮下注射；术前1d检验凝血酶原时间国际标准化比率（INR），若已恢复正常，则停用低分子肝素，准备手术。术后1d若无活动性出血，则重新口服华法林类药，术后2d重新开始低分子肝素注射，待INR达2.0时，停用低分子肝素，续服华法林类药。

（3）应用肝素抗凝者　用肝素抗凝做血液透析的患者，术前1d做完血液透析后，次日即可进行腹膜透析置管术。如在术前检验活化部分凝血活酶时间（APTT），证实已恢复正常，再进行置管术则更好。

【手术切口及隧道外出口护理】

1. 护理前消毒

接触外出口之前，换药者必须用抗菌肥皂或含乙醇清洁剂仔细彻底地清洗双手。给置管6周以内的新患者换药时，换药者及患者均需戴帽子及口罩。

2. 手术切口处换药

术后第1天更换手术切口处敷料，如无出血或渗液，1周内可不再更换敷料。

3. 隧道外出口换药

隧道外出口护理十分重要，是保证外出口良好愈合、避免外出口及隧道感染的关键一环，必须规范化操作。

（1）换药频度

①术后第1天更换敷料，如无出血或渗液，1周内可不换药。

②敷料被血或液体渗透，以及敷料脱落，应及时更换。

③1周后每日换药。

④2～3周隧道口愈合后可在肛袋保护下进行淋浴（切忌盆浴），淋浴后应立即换药。

（2）换药方法

①先用生理盐水擦洗外出口，然后用无菌棉签轻轻吸干或晾干。再用0.5%碘伏溶液以外出口皮缘为圆心由里向外地环形擦洗皮肤，注意勿让碘伏溶液进入外出口。最后用纱布覆盖，在距外出口约3～5cm处用蝶形胶布将导管固定于皮肤上，避免导管被牵拉。在距离外出口6cm外调转导管方向，将外接短管放入腰袋中，固定。外出口愈

合良好后（约 6 个月）可以不再用纱布覆盖。

②如外出口出现痂皮，不要强行撕扯，可用无菌棉签沾取生理盐水浸湿，泡软后慢慢将痂皮取下。

③避免使用肥皂或其他清洁剂清洗外出口，避免使用油性的清洁剂或抗菌药膏。

④感染外口有脓性分泌物时先用过氧化氢溶液，再用生理盐水清洗。如果感染严重，在口服抗菌药物的同时应每天用高渗性盐水纱布覆盖创面（缠绕在导管周围15min）两次，并可使用抗生素乳膏。若外出口处已形成脓肿则需行切开引流。

【早期导管相关并发症的处理】

1. 出血

手术放置透析导管后，头几日冲洗腹腔时腹透液常呈淡血性，不需特殊处理，血性颜色会逐渐消失。手术损伤腹腔脏器引起活动性出血很少见，出现时需要紧急手术处理。

女性月经期或排卵期前后有时会出现血性腹透液，不用特殊处理。

2. 腹痛

置管后头几日导管尖端附近位置（会阴部及肛周部位）可能出现疼痛，在灌入透析液或引流腹透液即将结束时更明显。这与导管或（和）腹透液（低 pH 值、高糖、温度高、加入某些药物）刺激相关。减慢腹透液进出速度，常可使疼痛减轻；对于症状明显的患者，可允许腹腔存留少量液体，并可在透析液中加入利多卡因。

3. 引流不畅

常见原因为大网膜包裹、便秘、充盈膀胱压迫、纤维蛋白块堵塞，及导管移位等。首先通过更换体位、通便、排尿观察能否改善引流；如考虑为纤维蛋白块阻塞所致，可将肝素 20～50mg 或尿激酶 1 万单位溶入 20ml 生理盐水中注入透析管，保留 1h 后引流，并在以后的 24h 内每 2L 透析液中加入肝素 20mg。必要时需摄立位腹部 X 线平片观察导管有无移位，移位导管无法自动复位时，需要做腹腔镜复位或手术重新置管。

4. 腹透液渗漏

常见渗漏部位及表现如下。

（1）管周渗漏：切口或隧道外出口周围渗液，用尿糖试纸检测渗液可发现葡萄糖阳性。

（2）腹壁渗漏：腹壁或腰背部出现局限性皮下水肿（局部隆起），腹透液引流量减少（常被误诊为超滤量减少），腰围增粗及体重增加。

（3）会阴部渗漏：男性阴囊、阴茎或女性阴唇出现水肿，并于注入腹透液时出现疼痛。发生腹壁渗漏或会阴部渗漏时，可做核素示踪或腹部 CT 检查帮助确定渗漏部位。

（4）胸腔渗漏：出现单侧（多为右侧）胸腔积液，腹透液引流量减少（易误诊为超滤量减少）。证实胸、腹腔相互交通的方法有：进行胸腔穿刺液及腹透流出液生化检查，检测二者是否性质相似均呈高糖（葡萄糖）低蛋白表现；用 ^{99m}Tc 标记的白蛋白加入腹透液，而后行核素胸部扫描或胸水放射性检查；腹透液中加入亚甲蓝，抽胸水检测有无亚甲蓝出现。

腹透液渗漏易发生于老年、糖尿病、使用糖皮质激素或腹壁组织营养不良的患者，置管时腹膜荷包缝合结扎不紧密，置管后立即透析且入液量过大、咳嗽呕吐导致腹内压急剧升高都是造成腹透液渗漏的重要原因。防治方法包括：若无紧急透析指证，最好延迟 2~3 周再开始透析；多卧床、少活动，小容量腹膜透析，甚至暂停腹膜透析，用血液透析过渡。必要时需要进行外科手术修补。

【腹膜炎的诊断与防治】

1. 腹膜炎的表现及诊断

（1）出现腹痛及腹透流出液浑浊，可伴恶心、呕吐及发热。

（2）腹透流出液常规化验显示白细胞 >100 个/mm³（即 $>100 \times 10^6/L$），中性粒细胞比例 >50%。

（3）腹透流出液培养病原微生物阳性。

——上述三条中符合两条即可确诊。

做腹透流出液常规化验、涂片染色细菌检查及细菌/真菌培养时留取标本的方法如下：

（1）腹透流出液常规检验标本　将腹透流出液袋中液体（应留取出现浑浊的首袋流出液）充分混匀，取 5ml 装入 EDTA 试管，立即送检。进行自动化腹膜透析（APD）的患者，若就诊时为"干腹"，应先将 1L 透析液注入腹腔，存腹 2h 后再引流留取标本。

（2）腹透流出液涂片染色检查标本　将腹透流出液袋静置 30~60min，取流出液中沉淀物送检。

（3）腹透流出液细菌/真菌培养标本　对腹透流出液袋表面消毒后，用注射器刺入抽取腹透液 50ml，置带盖无菌试管中离心（3000g，15min），留取沉淀物用 3~5ml 生理盐水悬浮，取悬液分别注入需氧、微氧和厌氧血培养瓶，送培养。若怀疑结核菌感染还应送结核菌培养。

怀疑合并隧道外出口或隧道感染时，应同时做外出口分泌物培养；反复感染表皮葡萄球菌或金黄色葡萄球菌腹膜炎的患者，还应同时行鼻腔分泌物培养。

2. 腹膜炎的处理流程

（1）即刻处理　腹膜炎一旦确诊，即尽早给予经验性用药，针对革兰阳性菌可选用第一代头孢菌素（如头孢拉定或头孢唑林 1g 每日 1 次）或万古霉素（15~30mg/kg每 5~7 日 1 次，或 1g 每 5~7 日 1 次，后者适用于体重 50kg 以上患者）；针对革兰阴性菌可选用第三代头孢菌素（如头孢他啶或头孢吡肟 1g 每日 1 次）或氨基糖苷类抗生素（如庆大霉素 0.6mg/kg 或 40mg 每日 1 次）。常将抗革兰阳性菌及阴性菌的药物联合应用，加入腹透液 2L 中（两种抗生素可以注入同一袋透析液，但不能混于同一个注射器中），存腹至少 6h 或过夜。经验用药一般仅用 3~5 天，然后即根据细菌培养的药物敏感试验结果选药。

·腹痛严重的患者，可先用透析液 1~2L（以患者能耐受为度）灌洗腹腔（液体输入腹腔后不停留即放出），连续 3 次，帮助减轻疼痛。然后再进行上述抗菌治疗。

·在透出液重度浑浊时，应在 2L 腹透液中加肝素 10mg，以防纤维素块阻塞透析导管，直至透出液清亮后停用。

·腹膜炎时超滤功能下降，可采用增加透析液葡萄糖浓度或（和）缩短存腹时间等措施来保证超滤量，避免容量负荷过多。

（2）24 小时内处理

·在 24h 内责任护士应对操作过程进行回顾检查，检查内容：①个人卫生（头发，指甲，皮肤或其他）；②无菌操作（戴帽子口罩不合格，洗手不过关，不慎触碰无菌点，灌液前未冲洗管路，未更换新碘伏帽，操作过程中连接系统脱离，腹透液不合格，加热透析液方法有误）；③周围环境（开窗，开空调，有人走动，有灰尘，养宠物等）；④合并其他部位感染（呼吸道，肠道，泌尿道，生殖系统，腹腔脏器，皮肤，五官或其他）；⑤便秘或腹泻；⑥侵入性操作前未预防性用药（详见下述）。应根据检查出的相关环节进行再培训。

·询问及检查腹膜炎的相关表现是否好转。

（3）72 小时内处理

·评估腹膜炎的相关表现是否好转，复查腹水常规。

·根据细菌培养的药物敏感试验结果调整抗生素，继续治疗。初次感染、细菌培养阴性且治疗反应好者，继续按经验方案治疗达 2 周；疗效欠佳者应酌情进行特殊微生物培养（如支原体、结核菌、军团菌等）。

·若证实有同种细菌引起的隧道外出口或隧道感染，应考虑是否拔管。

·若证实患者鼻腔携带葡萄球菌，应予鼻腔涂抹莫匹罗星软膏，每月应用 5 ~ 7d，每天涂抹 2 次。

（4）第 5 天处理

·评估腹膜炎相关表现，复查腹水常规。

·若证实为难治性腹膜炎（经过适当的抗生素治疗 5 天腹膜透析液不能清亮，即为难治性腹膜炎）、真菌性腹膜炎、结核性腹膜炎、厌氧菌腹膜炎、多种革兰阴性杆菌腹膜炎，或合并同种细菌引起的隧道外出口或（和）隧道感染时，应考虑拔管，拔管后继续全身应用相应抗菌药物 1 ~ 2 周。如果病人的病情不允许拔出腹膜透析管时可酌情延迟拔管，必要时可暂时改为血液透析治疗。

（5）第 7 天、14 天及 21 天处理

·评估腹膜炎相关表现，复查腹水常规。

·凝固酶阴性葡萄球菌和培养阴性的腹膜炎，透出液清亮后继续使用抗生素 1 周，抗生素总疗程不超过 2 周。初始治疗反应较慢的患者，特别是由金黄色葡萄球菌、革兰阴性菌或肠球菌感染者，抗生素治疗疗程为 3 周（无论是否拔出腹膜透析管）。

（6）停药 1 周后处理

·评估腹膜炎相关表现，复查腹水常规和细菌培养。

3. 腹膜炎的预防性用药

（1）不慎使用了被污染的腹透液，或透析管路长时间暴露于有菌环境时，可加头孢拉定或头孢唑林 1g 入腹透液，留腹过夜，用 1 ~ 3d。

（2）牙科操作前 2h 口服阿莫西林 1g。

（3）做胃肠镜、膀胱镜，或宫腔镜操作前排空腹透液，并口服阿莫西林 1g，操作结束后加丁胺卡那 0.2g 入腹透液，留腹过夜。

【隧道外出口和隧道感染的诊断与治疗】

1. 隧道外出口评估方法

综合考虑外出口处内、外面观的详细特征才能对外出口进行全面的评估和分级，为外出口护理、判断是否感染及处理提供依据。

（1）外面观 ①观察外出口颜色（发红与否），测量颜色的范围（发红范围最外界距离外出口皮缘的长度）。②观察皮肤有无肿胀或硬化，渗液或分泌物（性状和量），有无结痂（性状和时间），有无肉芽组织（大小）。③用手指轻度按压隧道及外出口处皮肤，看有无压痛；沿皮下隧道走行由内向外挤压，观察外出口处有无分泌物流出，判断分泌物性状。

（2）内面观 ①轻提导管评估外出口内面，观察内面上皮组织生长的程度（上皮组织是否缺失，或者呈浸润状态）。②观察内面渗液或分泌物（性状和量），有无结痂（性状和时间），有无肉芽组织（大小）。

2. 隧道外出口感染的诊断

外出口感染的最初表现为渗液、轻微出血及疼痛，而后出口红肿、溢脓、结痂，肉芽组织明显增生。外出口分泌物培养病原菌阳性，病原菌最常见为金黄色葡萄球菌，其次为表皮葡萄球菌、铜绿假单胞菌、肠杆菌等。

外出口感染的诊断及分级常用如下两种方法（见附表1、附表2）：

附表1 隧道外出口评分系统（Schaefer评分法，1999）

出口表现	0分	1分	2分
肿胀	无	仅限出口，<0.5cm	>0.5cm和（或）隧道
结痂	无	<0.5cm	>0.5cm
发红	无	<0.5cm	>0.5cm
疼痛	无	轻微	严重
分泌物	无	浆液性	脓性

注：≥4分诊断感染；单有脓性分泌物也能诊断感染；<4分不排除感染，需结合临床资料进行分析

附表2 隧道外出口分级方法（Twardowski分级法，1996）

极好出口	出口形成6个月以上，隧道内完全由上皮覆盖，隧道内干燥，偶有潮湿及少量黏稠分泌物，7d以上结痂1次，出口颜色正常或微黑
良好出口	隧道内潮湿，无渗液，隧道内可见肉芽组织，并部分被上皮覆盖，引流物黏稠，2d以上结痂1次，出口颜色呈浅橘红色
可疑感染	窦道内渗液，出口周围及隧道内肉芽组织轻度增生，引流物黏稠，每天结痂1次，常无疼痛及皮肤变硬，皮肤充血部位直径大于导管直径2倍以上
急性感染	出口处疼痛、红肿，皮肤充血部位直径大于导管直径2倍以上，皮肤变硬，有脓性或血性引流物及外生性肉芽组织，窦道表皮收缩。炎症持续时间<4周
慢性感染	窦道内渗液，肉芽组织长出出口或在窦道内异常生长，出口可被肉芽组织覆盖，有较大的硬壳或血痂，可无疼痛、红肿。炎症持续时间>4周

3. 隧道外口感染的处理流程

（1）即刻处理

·同时按照以上两种分级方法进行外口感染的评估。

·留取外出口分泌物培养。

·确诊感染后先经验性用药，一般采用口服制剂。应首选针对革兰阳性菌的抗生素，常用广谱青霉素（如阿莫西林 0.25 ~ 0.5g，每日 2 次，口服），或第一代头孢菌素（如头孢氨苄 0.5g，每日 2 ~ 3 次，口服）；如果有铜绿假单胞菌出口感染史者，还需用抗菌谱能覆盖这种细菌的抗菌药物，常首选喹诺酮类药（如左氧氟沙星 0.2g，每日 1 次，口服）。

·外出口换药参见上述的外出口护理部分。

（2）24 小时内处理

·在 24h 内责任护士应进行外出口护理操作的回顾检查（细节见腹膜炎处理流程部分），根据检查出来的相关环节进行再培训。

·评估外出口感染的相关表现是否好转。

（3）72 小时处理

·评估外出口感染的相关表现是否好转。

·根据细菌培养药物敏感试验结果调整抗菌药物。

·若证实患者鼻腔携带葡萄球菌，应予鼻腔涂抹莫匹罗星软膏，每月应用 5 ~ 7d，每天涂抹 2 次。

（4）第 7 天处理

·7d 后无好转者复查细菌培养，并行隧道超声检查，除外隧道感染。

（5）第 14 天及 21 天处理

·抗生素使用至外口完全正常，通常疗程 2 周，铜绿假单胞菌为 3 周。若毫无好转则需采取进一步措施（如外口重置和涤纶袖套切除术），以防止由此引起隧道感染和腹膜炎。

·外出口合理治疗 3 周无效，或同时合并隧道炎和腹膜炎时应考虑拔管。

4. 隧道感染的诊断和处理

隧道感染常与外出口感染伴发，很少单独发生，主要表现及处理原则如下：

（1）隧道走行部位出现红、肿、热、痛及触痛，严重时有脓性分泌物从外出口流出。

（2）应及时取分泌物行细菌培养，然后给予抗生素静脉滴注，抗生素选择原则与外出口感染相同。

（3）为明确诊断和观察疗效，建议行隧道 B 超检查了解病变性质和范围。

（4）大多数隧道感染需要拔除腹透管，拔管后继续清创并全身使用抗生素 1 ~ 2 周。

【水、电解质失衡的处理】

1. 低钠血症

腹膜透析患者最常见的是容量负荷过重导致的稀释性低钠血症，在营养不良和消耗性疾病时也能见到缺钠性低钠血症，而由高血糖等原因引起的假性低钠血症少见。

当患者出现稀释性低钠血症时，应记录 24h 出入量，入量包括各种流体、半流体和固体类食物的含水量，出量包括尿液、大便含水量和腹膜透析超滤量，并严格限制液体入量。多数患者在控制液体入量后，血钠浓度可升高。对缺钠性低钠血症，可按内科常规补钠。

2. 低钾血症

腹透患者可通过透析液失钾，或（和）钾摄入量减少，而出现低钾血症。可按如下方法处理：

（1）饮食补钾　包括：①干果类：瓜子、腰果、花生、干豆等。②干菜类：海带、木耳、菇类、竹笋等。③水果：香蕉、柑橘、山楂、桂圆，果汁等。④新鲜蔬菜：菠菜、韭菜、油菜、空心菜等。

（2）口服补钾　如氯化钾、枸橼酸钾等。

（3）腹透液补钾　如血钾＜3.0mmol/L，可经腹透液补钾，加15%氯化钾4ml入2L腹透液中行腹膜透析。要注意监测血钾。

3. 体液负荷过多

腹透患者常由于摄入水量增加，或（和）尿量及超滤量的减少，而引起体液负荷过多。患者体重增加、出现皮下水肿、血压升高，均提示患者体液负荷过多。可按如下方法处理：

（1）限制食盐及水摄入量　准确记录患者的24h出入量（见前叙述），严格限制食盐摄入量（≤3g/d）及水入量，严密监测患者的体液负荷状态（如体重、水肿及血压变化）。

（2）寻找和解除尿量减少的原因　例如合并感染、心力衰竭、使用非甾体抗炎药等引起肾脏有效血容量减少，由肾前因素引起者在去除诱因后尿量常可恢复。尿量减少时可酌情使用袢利尿剂。

（3）寻找和解除超滤减少的原因　首先做腹透液快速交换试验检查有无引流不畅，同时仔细观察是否存在体内、外腹透液渗漏（见前叙述），这两项诱因引起的腹透流出液量减少，并非真正的腹膜超滤减少，但是如果存在也应尽量去除；然后考虑是否为急性腹膜炎导致的超滤减少，或长期腹透导致的腹膜超滤功能衰竭（Ⅰ型超滤衰竭），如果存在，可采用腹透液短时存腹、增加透析液的葡萄糖浓度、增加交换次数来增加超滤，但是由Ⅰ型超滤衰竭引起者上述措施常难获效，而需更改腹透模式如从持续性不卧床腹膜透析（CAPD）改为日间不卧床腹膜透析（DAPD）或夜间间歇性腹膜透析（NIPD）。必要时应考虑进行血液透析配合治疗。

4. 体液不足

体液不足发生于入量不足、呕吐、腹泻、大量出汗、失血及不恰当地使用高浓度葡萄糖腹透液时。患者出现血压低或体位性低血压、体重降低，皮肤干燥、口渴、乏力、头晕等表现。可按如下方法处理：

（1）使用较低浓度的葡萄糖腹透液　将4.25%或2.5%葡萄糖浓度的腹透液改换为2.5%或1.5%葡萄糖浓度的腹透液，要缓慢调整。

（2）饮用含盐液体　嘱患者适量饮用咸汤。

（3）静脉补液　在上述方法治疗无效时，可酌情静脉补充晶体液（必要时还可适量地配合补给胶体液）。

【高血压及低血压的处理】

1. 高血压的处理

口服3种或更多降压药物血压仍然不能控制在140/90mmHg以下，称为难治性高血压，应采取如下措施：

（1）寻找及去除诱因　了解近期引起血压波动的诱因，包括水盐摄入过多、尿量或超滤量减少、透析不充分、服用降压药物不规律、寒冷季节、应激事件导致精神紧张、噪音和视觉刺激、睡眠差、饮酒吸烟，其他药物副作用。应尽可能去除上述诱因。

（2）严格控制盐及水的摄入。

（3）酌情增加腹膜透析超滤量及利尿。

（4）调整降血压药物　包括改变或增加降压药物种类，及适当增加降压药物剂量，调整服药时间。

（5）重度高血压的处理　经过以上措施无效，达到重度高血压水平（BP > 180/110mmHg）时，可使用短效降压药（如硝苯地平、卡托普利）并缩短服药间隔，或在医生监测下使用静脉降压药。若出现高血压危象或高血压脑病等高血压急症时，应与高血压专科共同处理。

经过以上措施，高血压得到改善后，责任护士应和患者一起回顾本次血压波动的诱因及改善措施，以提高患者自我管理水平。

2. 低血压的处理

腹透患者低血压的原因很复杂，应根据不同原因采取不同的处理方法，例如：①体液不足者应相应补充液体（见前叙述）。②降压药物使用过度者，需要及时调整降压药物种类及剂量。③心脏收缩或舒张功能严重下降的患者，应请心血管科协助处理。④老年、糖尿病、慢性肝病、营养不良合并自主神经功能不全的患者，在治疗原发病的同时，可以试服 α_1 受体激动剂盐酸米多君，在 2.5 ~ 15mg/d 范围内调节剂量，每日分成 1 ~ 3 次口服。⑤激素（如肾上腺皮质激素、甲状腺激素或男性雄激素）水平低下的患者，可予适量补充激素。⑥严重的血管转移性钙化，应将血钙控制在正常低限水平，宜服用不含钙磷结合剂，并酌情使用低钙透析液，定期监测血钙、磷及钙磷乘积变化。

为更好地了解及处理血压异常，应提倡患者在家自行检测及记录血压（尤其注意早晨起床后血压，服药前及服药后 2 ~ 4h 血压，及睡前血压），还应定期进行 24 小时动态血压监测，以了解全天血压变化规律，有无夜间高血压（非勺形高血压）及晨峰现象，指导治疗（参阅第二十八章"良性高血压肾硬化症"）。

附录三　肾脏病常用治疗药物

【免疫抑制治疗药物】

1. 糖皮质激素

（1）药物简介　肾上腺糖皮质激素类药物具有强大的免疫抑制作用、抗炎症作用及抗纤维化效应，因此从 20 世纪 50 年代起即已被广泛应用于免疫介导性肾脏病治疗，至今仍是治疗这类肾脏病的最重要药物。常用的口服制剂有泼尼松及泼尼松龙，有时也用地塞米松及甲泼尼龙；静脉用药制剂主要为甲泼尼龙，有时也用地塞米松。泼尼松进入人体后要经过肝脏代谢转换成泼尼松龙才起效，因此肝功能不良者宜选用泼尼松龙，而不用泼尼松。各种糖皮质激素药物的抗免疫 - 炎症效应、水钠潴留副作用及有效半衰期十分不同，现已将有关资料列入附表3。

附表3　各种糖皮质激素的疗效、副作用及半衰期比较

药物	抗免疫 - 炎症效应	水钠潴留副作用	有效半衰期	等效剂量
短效				
氢化可的松	1.0	1.0	8～12h	20mg
中效				
泼尼松	4.0	0.6	12～36h	5mg
泼尼松龙	4.0	0.6	12～36h	5mg
甲泼尼龙	5.0	0.05	12～36h	4mg
长效				
地塞米松	30.0	近于 0	36～54h	0.75mg

注：表中的疗效及副作用皆是与氢化可的松同等剂量下的比较

糖皮质激素类药物具有多方面的副作用，例如：诱发感染（包括结核），高血压，水钠潴留，消化道溃疡甚至出血穿孔，类固醇型糖尿病，高脂血症，血钾降低，眼压增高，精神兴奋，股骨头无菌性坏死，骨质疏松，伤口愈合不良，向心性肥胖及痤疮等。这必须注意。

（2）常用方法　可以分为常规剂量治疗及大剂量冲击治疗。

常规剂量治疗：我国应用糖皮质激素治疗原发性肾病综合征、狼疮肾炎等免疫介导性肾脏病的传统用药原则是：①起始足量：以泼尼松或泼尼松龙为例，起始剂量为 1mg/（kg·d），但最大剂量一般不超过 60mg/d，清晨一次顿服。在没有明显副作用情况下，可一直足量服用 2～3 个月（局灶节段性肾小球硬化病例宜足量服用 4 个月）。②缓慢减药：足量治疗后每 2～3 周减原用量的 10%，当减至 20mg/d 左右时肾病容易反复，可以更慢减量。③长期维持：最后以最小有效剂量（10mg/d）维持治疗半年或更长时间。上述治疗原则一定要个体化的应用，根据肾病性质（包括原发性肾病综合征的不同病理类型）、患者年龄、体表面积、有无相对禁忌证，及治疗反应好坏（疗效

及副作用）等来相应调整。近年，西方国家一些指南对糖皮质激素的用法与我国上述传统方法有所不同，例如足量用药时间较短或（和）减量速度较快等，可供我们临床实践参考。

大剂量冲击治疗：主要适用于 Ⅱ 型及 Ⅲ 型急进性肾小球肾炎病例、Ⅳ 型狼疮肾炎肾功能急剧坏转病例，及抗中性白细胞胞浆抗体（ANCA）相关性小血管炎肾功能急剧坏转或（和）肺出血病例的治疗，此外也能用于某些难治性原发性肾病综合征的治疗。治疗方法如下：甲泼尼龙 0.5 ~ 1.0g 溶入 5% 葡萄糖液 200ml 中静脉滴注，每日或隔日 1 次，3 次为一疗程。必要时停 3 ~ 7 天再进行下一疗程，总共不超过 3 个疗程。激素的所有副作用在大剂量冲击治疗时都能出现，其中尤需注意感染、水钠潴留（少尿或无尿患者可因此引起高血压及急性心力衰竭）及消化道出血。大剂量甲泼尼龙冲击治疗，必须在常规量激素与免疫抑制剂联合治疗的基础上进行。

肾衰竭患者及血液净化治疗包括血液透析（HD）、腹膜透析（PD）及连续性肾脏替代治疗（CRRT）患者应用上述糖皮质激素类药物，无需调节剂量及用法。

2. 环磷酰胺

（1）药物简介　细胞毒药物环磷酰胺是一种烷化剂，能治疗肿瘤，但是其同时具有明显的抑制体液免疫及细胞免疫作用，从 20 世纪 70 年代起已被广泛应用于免疫介导性肾脏病的治疗。环磷酰胺的主要副作用有：骨髓抑制（外周血白细胞减少，肾功能衰竭时更易发生）、中毒性肝炎、胃肠反应、性腺抑制（主要为男性）、脱发及出血性膀胱炎等。早年应用环磷酰胺时间过长，累积治疗剂量过大，还发现可诱发肿瘤。当今只要合理用药，上述副作用几乎都能控制。

（2）常用方法　也可以分为常规剂量治疗及大剂量冲击治疗。

常规剂量治疗：每日 100mg 口服或隔日 200mg 溶于 5% 葡萄糖溶液中静脉滴注，至累积量达 6 ~ 8g，或最大累积量达 12g 时停药。常配合糖皮质激素应用。

大剂量冲击治疗：主要用于 Ⅳ 型狼疮肾炎肾间质炎症病变重者，但是也有用于原发性肾病综合征治疗。冲击治疗用法：环磷酰胺每次 $0.75g/m^2$ 体表面积，或成人每次 1g，溶于 5% 葡萄糖溶液中静脉滴注，每月 1 次，共 6 次。为巩固疗效，以后还可以每 3 个月再静脉滴注 1 次，共 6 次。大剂量冲击治疗导致的外周血白细胞下降，高峰常在用药后 7 ~ 10 天，必须密切观察。另外，少（无）尿患者应用大剂量环磷酰胺冲击，要特别警惕出血性膀胱炎的发生。

50% ~ 70% 的环磷酰胺及其代谢产物（主要为后者）经过肾脏排泄，因此肾衰竭患者要调节药物剂量：肾小球滤过率（GFR）为 10 ~ 50ml/min 时，药量应减少到正常用量的 75%，而 GFR < 10ml/min 时，应减少到 50%。此外，进行 HD 或 PD 治疗时，剂量也应减少到正常用量的 50%，而进行 CRRT 治疗时，应减少到 75%。

3. 环孢素

（1）药物简介　环孢素属于钙调神经磷酸酶抑制剂。能选择性抑制 T 辅助细胞及 T 细胞毒效应细胞，而发挥免疫抑制作用。从 20 世纪 80 年代初已被广泛地应用于免疫介导性肾脏病的治疗。环孢素的主要副作用是：急性或慢性肾毒性，肝毒性，高血压，高尿酸血症，震颤、多毛症及齿龈增生，并偶见高钾血症。另外，许多药物（特别是

经肝脏细胞色素 P_{450} 同工酶 CYP3A4 途径代谢的药物）与环孢素联用时，能影响环孢素的血药浓度及肾毒性，这必须注意。

（2）常用方法　常用于原发性肾病综合征、狼疮性肾炎等免疫介导性肾脏病的治疗。近年应用环孢素治疗免疫介导性肾脏病时，用法已有很大改变，一般而言，起始用药剂量趋小，而小剂量维持用药时间趋长。目前常用起始剂量 $3\sim4mg/(kg\cdot d)$，最大不超过 $5mg/(kg\cdot d)$，分早晚 2 次空腹口服，服用 $3\sim6$ 个月后逐渐减量，共服药 $6\sim12$ 个月；对于病情反复发作者，还可以最后留下 $1.0\sim1.5mg/(kg\cdot d)$ 进行 $1\sim2$ 年或更长时间的维持治疗。环孢素若与糖皮质激素联合治疗时，激素的用量要减少，如泼尼松或泼尼松龙的起始剂量为 $0.15\sim0.5mg/(kg\cdot d)$。服用环孢素期间需要监测血药浓度，维持其谷值于 $125\sim175ng/ml$，或峰值于 $400\sim600ng/ml$，而且需要检测血清肌酐（Scr）变化，若 Scr 较基线值升高 30%，不管是否超过正常值，均应减少药物剂量或停药。

肾衰竭及血液净化治疗患者无需调节药物剂量及用法。

4. 他克莫司

（1）药物简介　他克莫司也为钙调神经磷酸酶抑制剂，其作用机制、副作用及药物间相互反应均与环孢素 A 相似，但他克莫司还具有升高血糖的副作用。

（2）常用方法　他克莫司可以作为环孢素抵抗或环孢素依赖患者的替换用药，用后常能提高疾病缓解率。常用剂量 $0.05\sim0.1mg/(kg\cdot d)$，维持血药谷值浓度达 $5\sim10ng/ml$，服 6 个月；然后逐渐减量以维持血药谷值浓度为 $3\sim6ng/ml$，再服 $6\sim12$ 个月。若与糖皮质激素联合应用，后者起始剂量也应减少，如泼尼松或泼尼松龙 $0.15mg/(kg\cdot d)$，而且需更加警惕血糖升高副作用发生。服药期间同样需要观察 Scr 变化，Scr 较基线值升高 30% 时，也应减药或停药。

肾衰竭及血液净化治疗患者无需调节药物剂量及用法。

5. 吗替麦考酚酯（MMF）

（1）药物简介　MMF 在体内代谢为吗替麦考酚酸，能抑制次黄嘌呤单核苷酸脱氢酶，从而阻断鸟嘌呤核苷酸的从头合成，抑制 T、B 淋巴细胞增殖而发挥免疫抑制作用，从 20 世纪 90 年代起已被应用于免疫介导性肾脏病的治疗。MMF 的主要副作用有：消化道症状（恶心、呕吐及腹泻等。如果从小剂量开始服药，然后逐渐加量，此副作用常可避免），白细胞减少或（和）贫血，严重感染（常发生在治疗初与糖皮质激素联合应用的头 3 个月内，不但可以发生细菌及真菌感染，而且还可以出现严重的卡氏肺孢子菌感染及病毒感染，必须高度警惕）。早期大剂量长时间用于器官移植患者防治免疫排斥反应时，还报道可诱发肿瘤。本药不与硫唑嘌呤合用。

（2）常用方法　常用于狼疮肾炎、ANCA 相关性小血管炎及原发性肾病综合征等免疫介导性肾脏病治疗。国内成人 MMF 的起始剂量常为 $1.5\sim2.0g/d$，分 2 次空腹服用，并常与糖皮质激素配伍。治疗 6 个月后逐渐减少剂量至维持量。狼疮肾炎及 ANCA 相关性小血管炎的维持剂量为 $1g/d$，服用 $12\sim18$ 个月；原发性肾病综合征的维持剂量为 $0.5\sim0.75g/d$，服用 $6\sim12$ 个月。

约 93% 的 MMF 代谢产物经肾排泄，因此肾衰竭患者要据情调节药物剂量，文献建议当 GFR <25ml/min 时，MMF 剂量可在正常用量的 50% ~100% 范围内调节，HD 及 PD 患者的用量与此相同，CRRT 患者可以不调节剂量。

6. 来氟米特

（1）药物简介 来氟米特能抑制嘧啶合成途径的限速酶二氢乳清酸脱氢酶，从而抑制淋巴细胞的嘧啶合成及细胞增殖，发挥免疫抑制作用。21 世纪初此药已在国内用于治疗狼疮肾炎。来氟米特的主要副作用有：消化道症状（恶心、呕吐及腹泻等，症状轻重与剂量相关）、肝脏损害、血白细胞下降、感染，尚可见皮疹及脱发。此外，远期小部分患者可能出现肺间质纤维化。

（2）常用方法 来氟米特治疗狼疮肾炎的起始剂量为 1mg/（kg·d），最大不超过 50mg/d，连续服用 3 天，然后改为 20 ~30mg/d 继续服用半年。缓解期服用 10 ~20mg/d，维持治疗至少半年。来氟米特一般均与糖皮质激素联合治疗。

2019 年英国出版的《肾脏药物手册》（第 5 版）载本药于 GFR 20 ~50ml/min 时能与肾功能正常时一样应用，而 GFR <20ml/min 时应慎用；HD、PD 及 CRRT 患者也需慎用。

7. 其他

治疗免疫介导性肾脏病还可应用苯丁酸氮芥、硫唑嘌呤、或雷公藤多苷等药。国人服用常规剂量（1 ~3mg/d）的硫唑嘌呤偶可引起严重骨髓抑制，并由此诱发重症感染、出血等并发症，故国内较少应用此药。此外，治疗狼疮肾炎还常用羟氯喹。详见有关章节叙述。

【降高血压药物】

1. 血管紧张素转换酶抑制剂及血管紧张素 AT$_1$ 受体阻断剂

（1）药物简介 血管紧张素转换酶抑制剂（ACEI）能抑制血管紧张素 Ⅱ 生成，血管紧张素 AT$_1$ 受体阻断剂（ARB）能阻止血管紧张素 Ⅱ 与 AT$_1$ 受体结合发挥效应，因此它们都能拮抗血管紧张素 Ⅱ 的致病作用，降低高血压。ACEI 还能抑制缓激肽降解，进一步协助降压。这两类药既有降压依赖性、又有非降压依赖性的肾脏保护作用，因此它们是治疗慢性肾脏病（CKD）高血压的基石药物。

ACEI 与 ARB 类药物对血糖及血脂无不良影响，反而有利于糖、脂代谢的改善。但是，这两类药的降压效果均受钠入量影响（限盐及并用利尿剂能够增强降压），肾功能不全时用药易出现高钾血症（应该指出，Scr >265μmol/L，即 >3mg/dl，不是应用 ACEI 及 ARB 的禁忌证，但是必须高度警惕高钾血症发生），肾脏血容量不足时（常见于脱水，过度利尿，肾病综合征或心力衰竭导致肾脏有效血容量减少，以及肾动脉狭窄供血减少时）用药可引起急性肾损伤。另外，ACEI 还能引起干咳、神经血管性水肿、皮疹及味觉障碍。高钾血症及妊娠妇女禁用 ACEI 及 ARB（此二类药物可通过胎盘屏障损伤胎儿，致胎儿死亡或致畸）；双侧肾动脉狭窄及哺乳期妇女慎用（此二类中不少药物已发现能进入乳汁，可能影响新生儿健康）。

（2）常用方法 包括降血压治疗及降尿蛋白治疗。

降血压治疗：一般而言，CKD 高血压从治疗开始就常需降压药物联合治疗，常用

ACEI 或 ARB 联合利尿剂或（和）双氢吡啶钙通道阻断剂作为初始治疗，血压不能达标时再加用其他降压药。ACEI 及 ARB 类药物用于降压治疗的常用剂量见附表 4，均需从小剂量开始服用（老年人尤应如此）。

附表4　ACEI 及 ARB 类药物用于降压治疗时的常用剂量

ACEI 类	每日剂量	ARB 类	每日剂量
贝那普利	5~10mg	坎地沙坦	4~8mg
依那普利	5~10mg	厄贝沙坦	150~300mg
福辛普利	10~20mg	氯沙坦	50~100mg
赖诺普利	5~10mg	奥美沙坦	20~40mg
培哚普利	4~8mg	替米沙坦	40~80mg
雷米普利	2.5~5mg	缬沙坦	80~160mg

降尿蛋白治疗：应先按上述方法将血压降达目标值，以获得降压依赖性肾脏保护效应；在此基础上，欲再获得非降压依赖性的肾脏保护效应，可以适当地逐渐增加 ACEI 或 ARB 剂量（即超过上述降压常用量，但是到底可增加至多大量，目前尚无证据基础上的建议）。不过在增加 ACEI 或 ARB 剂量时必须遵从如下原则：①老年人（有潜在肾动脉粥样硬化狭窄可能）及肾功能不全患者（有导致高钾血症可能）应慎用或不用；②从小剂量开始，能耐受再加量，不能耐受即应及时减撤药物；③已用至大剂量时，一定要注意避免血容量不足（脱水或有效血容量不足）发生，以免导致 Scr 异常增高（超过基线值30%即为异常增高），出现急性肾损伤。

肾衰竭及血液净化治疗时，ACEI 类药使用剂量及用法的调整见附表 5。而 ARB 类药物，包括坎地沙坦、厄贝沙坦、氯沙坦、奥美沙坦、替米沙坦及缬沙坦在肾衰竭及血液净化治疗时，无需减少剂量及用法。

附表5　肾衰竭及血液净化治疗患者 ACEI 类药物使用剂量及用法的调整

药名	用法	GFR（ml/min）			HD	CAPD	CRRT
		>50	10~50	<10			
贝那普利	D	100%	50%~75%	25%~50%	同 GFR<10	同 GFR<10	同 GFR 10~50
依那普利	D	100%	50%~100%	25%	同 GFR<10	同 GFR<10	同 GFR 10~50
福辛普利	D	100%	100%	75%~100%	同 GFR<10	同 GFR<10	同 GFR 10~50
赖诺普利	D	100%	50%~75%	25%~50%	同 GFR<10	同 GFR<10	同 GFR 10~50
培哚普利	I	2mg，q24h	2mg，q24~48h	2mg，q48h	同 GFR<10	同 GFR<10	同 GFR 10~50
雷米普利	D	100%	50%	25%	同 GFR<10	同 GFR<10	同 GFR 10~50

注：D：减少药物剂量；I：延长给药间期；GFR：肾小球滤过率；HD：血液透析；CAPD：持续性不卧床腹膜透析；CRRT：连续性肾脏替代治疗

2. 钙通道阻滞剂

双氢吡啶及非双氢吡啶钙通道阻滞剂皆可用于降压治疗，肾内科更经常应用前者，所以此处仅拟对前者作一讨论。

（1）药物简介　双氢吡啶钙通道阻滞剂（DCCB）主要通过阻滞血管平滑肌细胞的

钙离子通道致血管扩张，减少外周阻力而降压。DCCB 的降压作用强，又能与其他一线降压药（ACEI、ARB、利尿剂）联合应用，因此它在降压保护心、脑、肾靶器官上都具有重要地位。就治疗 CKD 高血压而言，DCCB 与利尿剂一样，同为 ACEI 或 ARB 的首选配伍药。DCCB 的副作用也较轻，主要有心率增快（与降压过快致交感神经兴奋相关，缓慢降压常能减轻此副作用）、脚踝部水肿（与扩张毛细血管前小动脉而不扩张小静脉相关，与 ACEI 或 ARB 联合治疗能使此水肿减轻）、面部潮红及齿龈增生（停药后能逐渐恢复正常）等。

（2）常用方法　治疗 CKD 高血压时，常与 ACEI 或 ARB 联合应用。一般只用长效制剂。DCCB 类药物降压治疗的常用剂量如下：氨氯地平 5～10mg/d、非洛地平缓释片 5～10mg/d、拉西地平 4～8mg/d、硝苯地平控释片 30～60mg/d。

上述 DCCB 类药物在肾衰竭及血液净化治疗时，均无需调整剂量及用法。

3. 利尿剂

（1）药物简介　利尿剂能通过排钠利尿，减轻高容量负荷而发挥降压作用；而且它们与 ACEI 或 ARB 联用时，其排钠效应还能增强 ACEI 及 ARB 的降压效果。所以，在治疗 CKD 高血压时，它和 DCCB 一样，同为 ACEI 或 ARB 的首选配伍药。临床用于降血压治疗的利尿剂常为氢氯噻嗪及吲达帕胺（同时还具有钙离子拮抗剂作用），氢氯噻嗪主要副作用为增高血糖、血脂及血尿酸，吲达帕胺也能增高血糖及尿酸，但对血脂无明显影响。另外，吲达帕胺是吲哚环的磺胺衍生物，因此磺胺过敏者禁用。

（2）常用方法　治疗 CKD 高血压时，常与 ACEI 或 ARB 联合应用。氢氯噻嗪的用量常为 6.25～25mg/d，吲达帕胺的用量常为 0.625～2.5mg/d，小剂量应用已能发挥降压效果，而对上述代谢的影响不大，且不易诱发电解质紊乱。但是，肾功能不全导致 Scr＞159.1μmol/L（＞1.8mg/dl）时，氢氯噻嗪已失去利尿作用；吲达帕胺在 GFR＜10ml/min 时及进行 HD 或 PD 治疗时，服用剂量需减少50%，而进行 CRRT 治疗无需调整剂量。

4. β 受体阻断剂

（1）药物简介　β 受体阻断剂主要通过抑制交感神经过度激活，抑制心肌收缩力，减慢心率而发挥降血压作用。尤其适用于交感神经兴奋性高、心率增快的高血压患者。主要副作用有：①降低心脏自律性、减慢传导速度，及使心肌收缩力下降。因此，严重窦性心动过缓、病态窦房结综合征、Ⅱ 或 Ⅲ 度房室传导阻滞、Ⅳ 级心力衰竭患者应禁用。②可能引起支气管痉挛，加重哮喘。因此，支气管哮喘、伴支气管痉挛的慢性阻塞性肺疾病患者应慎用。③有升高血糖、血脂的副作用，长期服用需注意。另外，长期服用 β 受体阻断剂的患者不能突然停药，否则血压会反跳升高。糖尿病患者一旦出现低血糖时，β 受体阻断剂会掩盖低血糖反应的临床表现，使其不易被发现。这些副作用皆需注意。

（2）常用方法　治疗 CKD 高血压，常在 ACEI 或 ARB 配合利尿剂及 DCCB 治疗疗效不佳时，才加服这类药。β 受体阻断剂用于降压治疗时的常用剂量如下：阿替洛尔 12.5～50mg/d、倍他洛尔 5～20mg/d、比索洛尔 2.5～10mg/d、美托洛尔 50～100mg/d、普萘洛尔 20～90mg/d。

肾衰竭及血液净化治疗时 β 受体阻断剂使用剂量及用法的调整见附表6。

药名	用法	GFR（ml/min）			HD	CAPD	CRRT
		>50	10~50	<10			
阿替洛尔	D，I	100% q24h	50% q24h	25% q24h	同 GFR<10	同 GFR<10	同 GFR10~50
倍他洛尔	D	100%	100%	50%	同 GFR<10	同 GFR<10	同 GFR 正常
比索洛尔	D	100%	100%	50%	同 GFR<10	同 GFR<10	同 GFR10~50
美托洛尔	D	100%	100%	100%	同 GFR<10	同 GFR<10	同 GFR10~50
普萘洛尔	D	100%	100%	100%	同 GFR<10	同 GFR<10	同 GFR10~50

注：同附表5。

5. α、β 受体阻断剂

（1）药物简介　这类药对肾上腺素 β 受体及 α 受体均有一定阻断作用，而对前者的作用比对后者强。它们除具有 β 受体阻断剂的抑制心肌收缩力、减慢心率作用外，还具有一定的 α 受体阻断剂扩张血管、减少血管外周阻力的作用，两者共同发挥降血压效应。在副作用上，此类药与 β 受体阻断剂不同，对血糖及血脂影响不显著，但是应用 β 受体阻断剂的其他注意事项仍皆应注意。另外，其与 α 受体阻断剂相似，服药期间还可能发生直立性低血压。

（2）常用方法　与 β 受体阻断剂相同，也是在 ACEI 或 ARB 联用利尿剂及 DCCB 治疗疗效不佳时，才加服这类药。降压治疗时它们的常用剂量如下：卡维地洛 12.5~50mg/d、拉贝洛尔 100~300mg/d、阿罗洛尔 10~20mg/d。

卡维地洛及拉贝洛尔在肾衰竭及血液净化时应用，无需减少剂量或调整给药时间；阿罗洛尔尚未见确凿报道，但是已有临床研究应用于肾功能不全患者时，并未减少剂量或调整给药时间。

6. 肾素抑制剂

肾素抑制剂阿利吉仑能与肾素活性位点紧密结合，阻止肾素将血管紧张素原裂解成血管紧张素 I，从而减少血管紧张素 II 产生，发挥降血压作用。其常用量为 150~300mg/d，其半衰期长达 34~41h，故可每日一次口服给药。副作用为腹泻及高钾血症。阿利吉仑常与其他降压药合用，但是与 ACEI 或 ARB 合用时，要警惕高钾血症及低血压发生。本药在肾衰竭及血液净化治疗时，均无需调整剂量及用法。

7. 其他降血压药

除了上述各类药物外，降血压药物还有 α 受体阻断剂如哌唑嗪、特拉唑嗪及乌拉地尔，血管扩张剂如肼屈嗪，以及中枢性降压药如可乐定及甲基多巴等。

【利尿消肿药物】

对肾脏病水肿患者，尤其肾病综合征患者实施利尿消肿对症治疗前，应认真评估患者的血容量状态。某些患者因为水钠潴留可导致血容量扩张，而另外一些患者由于水分渗漏至皮下及体腔，却导致有效血容量不足。两种治疗措施不同，血容量扩张者单用利尿剂即能获得良好利尿效果，而有效血容量不足时（血红蛋白浓度、血清尿素氮/肌酐比值及尿渗透压增高，尿钠排泄分数减低往往提示有效血容量不足）常需要同时输注

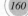

胶体液扩容，利尿剂才能充分起效（参阅第五章"原发性肾病综合征"）。

1. 噻嗪类利尿剂

噻嗪类利尿剂包括噻嗪型及噻嗪样利尿剂两大类。噻嗪型利尿剂有氢氯噻嗪、苄氟噻嗪等药，而噻嗪样利尿剂有美托拉宗、吲达帕胺及氯噻酮等药。此处仅详细介绍氢氯噻嗪及美托拉宗。

（1）氢氯噻嗪　作用于肾脏远曲小管抑制钠离子（Na^+）吸收，从而发挥利尿作用。用于利尿治疗的药物剂量为 25～100mg/d，最大剂量 100～200mg/d，分成 2～3 次口服。服药后 2h 产生利尿作用，4h 达峰，作用可持续 12～18h。主要副作用为增高血糖、血脂及血尿酸，并能诱发电解质紊乱（如低钾血症、低钠血症及低氯血症）。当肾功能不全致 Scr > 159.1μmol/L（> 1.8mg/dl）时，氢氯噻嗪已失去利尿作用，不宜再用。

（2）美托拉宗　此药为噻嗪样利尿剂，作用与氢氯噻嗪较相似，系通过抑制远端肾小管的水钠重吸收而增加尿量。利尿治疗的常用剂量为 5～10mg/d，最大剂量为 20mg/d，每日 1 次服用。服药后 1h 产生利尿，作用可持续 12～24h。肾功能损害时此药仍能发挥利尿效应，其应用于肾衰竭及血液净化治疗时，无需减少药物剂量或调整给药时间。

噻嗪类利尿剂常与保钾利尿剂联合应用，能增强利尿效果，减少高钾血症发生。

2. 保钾利尿剂

（1）螺内酯　作用于肾脏远曲小管及集合管，通过拮抗醛固酮作用，促进 Na^+、Cl^- 及水排泄，减少 K^+ 排泄。利尿治疗的常用剂量为 40～60mg/d，最大剂量为 120mg/d，分 2～4 次服用。此药起效慢，服药后 1d 左右出现利尿，2～3d 达峰，但停药后作用仍可持续 2～3d，利尿作用较弱。主要副作用为高钾血症，肾功能不全患者尤应注意。GFR 10～50ml/min 时需减量 50% 应用，而 GFR < 10ml/min 时不宜应用。HD 及 PD 患者不宜应用，CRRT 患者应减量 50% 使用。

（2）氨苯蝶啶　作用于肾脏远曲小管及集合管，促进 Na^+、Cl^- 及水排泄，减少 K^+ 排泄。利尿治疗的常用剂量为 50～100mg/d，分 2 次服用。服药后 1～2h 产生利尿作用，3～6h 达峰，作用可持续 7～12h。其利尿作用较弱。主要副作用为高钾血症，因此肾功能不全患者尤应小心。GFR < 20ml/min 的患者，及进行 HD、PD 或 CRRT 治疗的患者均不宜应用此药。

（3）阿米洛利　主要作用于远曲小管，机制与氨苯蝶啶相似。利尿治疗的常用剂量为 5～10mg/d，最大剂量为 20mg/d，每日 1 次服用。利尿作用也较弱。服药后 2h 出现利尿，3～4h 达峰，作用可持续 24h。主要副作用为高钾血症，肾功能不全患者尤应注意。GFR 在 10～50ml/min 时需减量 50% 应用，而 GFR < 10ml/min 时不宜应用。HD 及 PD 患者不宜应用，CRRT 患者应减量 50% 使用。

保钾利尿剂常与噻嗪类利尿剂联合应用，能增强利尿效果，减少高钾血症发生。

3. 袢利尿剂

现在临床上常用呋塞米、托拉塞米及布美他尼，等效剂量分别为 40mg、20mg、1mg。剂型包括口服片剂及注射制剂。肾病综合征患者因为肠黏膜水肿会影响片剂吸收，故常应用静脉注射制剂。呋塞米、托拉塞米及布美他尼的每日最大使用剂量分别为200mg、100mg及5mg。

在应用静脉袢利尿剂时需要注意如下两点：①既往常采用"弹丸"式方法给药，即将较大量袢利尿剂一次性加入输液小壶中快速滴注，其实这会减弱袢利尿剂的利尿疗效。因为袢利尿剂的半衰期都很短（布美他尼约 $0.3 \sim 1.5h$，呋塞米约 $1.5 \sim 2h$，托拉塞米也仅 $3 \sim 4h$），所以在"弹丸"式给药的间期，髓袢局部的药物浓度会达不到利尿阈值，此时髓袢不但不排 Na^+ 利尿，还会增强 Na^+ 重吸收（即"反跳"），致"利尿后钠潴留"，显著减弱袢利尿剂的利尿效果。所以现在多主张将袢利尿剂溶解至葡萄糖液中，用输液泵持续缓慢泵注，不过为使髓袢中的利尿剂浓度能较快达到利尿阈值，持续泵注前仍应从输液小壶先给一次负荷量。以呋塞米为例，先从小壶一次性滴入 $20 \sim 40mg$，然后将余量溶于氯化钠注射液中，以 $5 \sim 10mg/h$ 速度持续泵注，全日总量不超过200mg。②建议袢利尿剂与作用于远端肾小管及集合管抑制 Na^+ 重吸收的利尿药（如氢氯噻嗪、美托拉宗、螺内酯及阿米洛利）联合使用，因为长时间使用袢利尿剂后，远端肾单位对 Na^+ 的重吸收会代偿性增强，使袢利尿剂利尿效果下降，所以此时辅以作用于远端肾单位的药物抑制 Na^+ 重吸收很必要。

利尿消肿的最好效果是每日体重减少 $0.5 \sim 1.0kg$，利尿过度时要谨防水、电解质及酸碱平衡紊乱发生。另外，糖尿病及高尿酸患者要慎用袢利尿剂，因为本类药物能在一定程度上增高血糖及血尿酸。

上述袢利尿剂在肾衰竭及血液净化治疗时，无需调整剂量及用法。

4. 扩容胶体液

胶体液包括人血浆、血浆制品（如人血白蛋白）及血浆代用品（如右旋糖酐）。有效血容量不足的肾病综合征患者，在应用袢利尿剂前，应先从静脉输注胶体液，增加血浆胶体渗透压，促使第三间隙水分返回血管，从而扩容，扩容后再用袢利尿剂，利尿剂才能发挥最佳效果。至于是选用人血浆或白蛋白扩容，还是选用血浆代用品扩容，要根据具体情况决定，并应了解两者的各自利弊。

（1）人血浆或白蛋白 静脉输注人血浆或白蛋白扩容，从理论上讲，比输注血浆代用品扩容更符合生理状态。而且，在某些情况下（如患者尿量少于 $400ml/d$）血浆代用品扩容被禁用时，人血浆及白蛋白仍能应用。用法：每次人血浆200ml或人白蛋白 $5 \sim 10g$ 静脉滴注，而后续予袢利尿剂，每周 $2 \sim 3$ 次。

但是输注人血浆或白蛋白仍可能出现如下不良反应及问题：①不能完全避免血源性感染（包括乙型及丙型肝炎病毒感染等）；②输注血浆可能出现过敏反应；③心功能不全患者扩容可能加重心衰；④过频过久地输注血浆或白蛋白还能损害肾脏（病理检查肾小球出现"蛋白超负荷肾病"，肾小管发生严重空泡变性等，临床出现肾功能异常），这都必须注意。

（2）血浆代用品 在人血浆及白蛋白资源匮乏时，或患者因经济条件难以应用时，血浆代用品右旋糖酐是一个很好的选择。用于肾病综合征扩容的右旋糖酐有如下要求：①分子量应在 $20 \sim 40kD$ 范围（40kD 更佳），此时右旋糖酐既有扩容作用，又有渗透性利尿作用，效果最好。②用含葡萄糖、不含氯化钠的溶液，如此可避免摄钠过多影响利尿。但是糖尿病患者用含糖制剂时，需加适量胰岛素利用葡萄糖。用法：每次 250ml 静脉滴注，而后续予袢利尿剂，有效者可每周 2~3 次短期应用，无效者停用。

应用右旋糖酐扩容也有如下注意事项：①尿量少于 400ml/d 时禁用，此时从肾小球滤过的右旋糖酐可与滤过的白蛋白及肾小球髓袢升支分泌的 Tamm‐Hosfall 蛋白形成黏稠管型，堵塞及损伤肾小管，诱发急性肾衰竭；②右旋糖酐制剂也偶有过敏反应；③与输注血浆及白蛋白一样，心功能不全患者可加重心衰；④过频过久的应用右旋糖酐也能损伤肾脏（病理检查肾小管呈现严重空泡变性，临床出现肾功能异常），这些也需注意。

临床上血浆代用品还有羟乙基淀粉制剂，如羟乙基淀粉 40 氯化钠注射液（706 代血浆，分子量 25~40kD），羟乙基淀粉 130/0.4 氯化钠注射液（万汶，分子量 130kD）及羟乙基淀粉 200/0.5 氯化钠注射液（贺斯，分子量 200kD），它们都有很好的扩容效果，但是都没有含葡萄糖、不含氯化钠的制剂，因此不宜用于肾病综合征治疗。

【调节血脂药物】

1. 羟甲基戊二酰辅酶 A 还原酶抑制剂（又称他汀类药）

以血清胆固醇增高为主者应首选这类药，它们能减少胆固醇在肝脏的合成，并增加肝脏对低密度脂蛋白的摄取，从而降低血清总胆固醇及低密度脂蛋白胆固醇水平，也能适度降低血清甘油三酯水平。他汀类药的主要副作用是肝毒性及肌毒性（肌无力、肌肉痛、血清肌酸激酶升高，严重时横纹肌溶解），此副作用的发生可随剂量增加而增加。

在使用他汀类药物时，要十分注意其与其他药物间的相互作用。①与其他调脂药物的相互作用：洛伐他汀、辛伐他汀、普伐他汀、阿托伐他汀与吉非贝齐等贝特类药或降脂剂量的烟酸联合应用时，肌毒性会显著增加，不推荐联合使用；氟伐他汀及瑞舒伐他汀与贝特类药及烟酸的相互反应较轻，但是肌病风险仍然存在，也不提倡合用。②与细胞色素 P_{450} 同工酶 3A4（CYP3A4）抑制剂的相互作用：洛伐他汀、辛伐他汀及阿托伐他汀都通过 CYP3A4 进行代谢，因此它们与 CYP3A4 抑制剂合用时，即会出现药物相互作用，导致血浓度及肌毒性明显增加。常见的 CYP3A4 抑制剂有：钙调神经磷酸酶抑制剂（环孢素、他克莫司），大环内酯类抗生素（如红霉素、克拉霉素等），康唑类抗真菌药（如伊曲康唑）等。普伐他汀不通过细胞色素 P_{450} 酶代谢，氟伐他汀及瑞舒伐他汀主要通过细胞色素 P_{450} 酶 2C9（CYP2C9）代谢，因此理论上它们都不存在上述药物相互反应，但是已有报道普伐他汀及氟伐他汀与环孢素或红霉素合用时，仍能增加肌病风险；而瑞舒伐他汀却能增加环孢素 A 的药物峰浓度（C_{max}）及血药浓度–时间曲线下面积（AUC），故联用仍需谨慎。③与华法林等维生素 K 拮抗剂的相互作用：辛伐他汀、洛伐他汀、氟伐他汀及瑞舒伐他汀可能增强华法林等维生素 K 拮抗剂的抗凝效应，阿托伐他汀对此影响较小，而普伐他汀无明显影响。

肾衰竭及血液净化治疗时他汀类药使用剂量及用法的调整见附表7。

附表7　肾衰竭及血液净化治疗患者他汀类药使用剂量及用法的调整

药名	用法	GFR（ml/min）			HD	CAPD	CRRT
		> 50	10 ~ 50	< 10			
阿托伐他汀	D	100%	100%	100%	同 GFR < 10	同 GFR < 10	同 GFR 10 ~ 50
瑞舒伐他汀*	D	100%	25% ~ 50%	25%	同 GFR < 10	同 GFR < 10	同 GFR < 10
氟伐他汀	D	100%	100%	50% ~ 100%	同 GFR < 10	同 GFR < 10	同 GFR 正常
洛伐他汀	D	100%	100%	100%	无数据	无数据	同 GFR 10 ~ 50
普伐他汀	D	100%	100%	100%	同 GFR 正常	同 GFR 正常	同 GFR 正常
辛伐他汀	D	100%	100%	10mg q12h	同 GFR < 10	同 GFR < 10	同 GFR 正常

注：同附表5。* 某些生产厂家建议 eGFR < 30ml/（min·1.73m^2）时即应避免使用

2. 纤维酸衍生物（又称苯氧芳酸类药、氯贝丁酸类药或贝特类药）

以血清甘油三酯增高为主者应首选这类药，它们能降低血清甘油三酯水平，并能适度地降低血清总胆固醇及低密度脂蛋白胆固醇水平。贝特类药物的副作用有胃肠不适、肝毒性及肌毒性（肾病综合征低蛋白血症时药物毒性显著增加，必须注意）。

贝特类药物现在常用吉非贝齐、苯扎贝特及非诺贝特，而氯贝特现已少用。使用时也需注意与其他药物间的相互作用：①与他汀类调脂药联合应用时，药物肌毒性会明显增加。②与华法林等口服抗凝药合用时，抗凝药的抗凝作用会显著增强。③与环孢素 A 合用时，有可能增加环孢素 A 的血药浓度和肾毒性，出现肾功能损害，需要注意。

肾衰竭及血液净化治疗时贝特类药使用剂量及用法的调整见附表8。

附表8　肾衰竭及血液净化治疗患者贝特类药使用剂量及用法的调整

药名	用法	GFR（ml/min）			HD	CAPD	CRRT
		> 50	10 ~ 50	< 10			
苯扎贝特	D, I	50% ~ 100%	25% ~ 50%	避免使用	200mg, q72h	200mg, q72h	200mg, q24 ~ 48h
非诺贝特*	D	50% ~ 100%	25% ~ 50%	避免使用	避免使用	避免使用	25%
吉非贝齐	D	100%	75%	50%	同 GFR < 10	同 GFR < 10	同 GFR 10 ~ 50
氯贝特	I	q6 ~ 12h	q12 ~ 18h	避免使用	同 GFR < 10	同 GFR < 10	同 GFR 10 ~ 50

注：同附表5。* 某些生产厂家建议 GFR < 30ml/（min·1.73m^2）时即应避免使用

3. 胆固醇吸收抑制剂

依折麦布能选择性抑制肠道胆固醇吸收，故能降低血清总胆固醇及低密度脂蛋白胆固醇水平，并能适度降低血清甘油三酯水平。若与抑制肝脏合成胆固醇的他汀类药物合用，更能明显增强调脂效果。常用剂量为 10mg 每日一次口服。副作用有胃肠不适、肝毒性及过敏。肾衰竭及血液净化治疗时，无需调整依折麦布的使用剂量及用法。

4. 其他调制药物

其他调制药物还有：①烟酸类药物，包括烟酸及其衍生物阿西莫司，此类药主要降低血清甘油三酯。②胆酸螯合剂，如考来烯胺及考来替泊，此类药主要降低血清胆固醇。

结语

写此附录"肾脏病常用治疗药物"是为了方便肾脏内科医师在临床工作中应用，所以内容求实用（如适应证，用法，副作用，肾衰竭及血液净化治疗时药量及用法的调整），而不求全。未能包括入此附录的其他内容，则请查阅药物学专著。

另外，附录中的主要内容均来自于国内、外的肾内科及药物学权威专著，以及相关指南和共识，但是其中的一些内容药物说明书上并无记载，遇此情况时一定要事先告知患者，获得知情同意后方可应用。药物说明书肯定会滞后于临床实践，合理的"超说明书用药"本应允许，但是我国还未制定出相应的法律及法规，在此情况下，应用前事先告知患者，获得患者理解和同意很重要。